AF474615

PHARMACOPÉE DES PAUVRES

OU

FORMULES DES MÉDICAMENS LES PLUS USUELS DANS LE TRAITEMENT DES MALADIES DU PEUPLE,

Avec l'indication des vertus de ces Médicamens, de la manière de les employer, & des Maladies auxquelles ils conviennent.

OUVRAGE destiné à servir aux Hôpitaux, Maisons de charité, & à toutes Personnes qui veulent soulager les Pauvres.

PAR M. JADELOT, Professeur de la Faculté de Médecine en l'Université de Nancy, Médecin de l'Hôpital St. Charles, Membre de l'Académie & du Collège de Médecine de la même Ville, Associé regnicole de la Société Royale de Médecine de Paris.

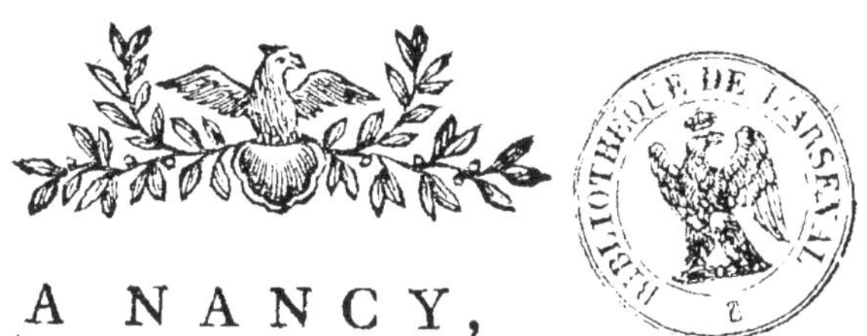

A NANCY,

Chez H. HÆNER, Imprimeur Ordinaire du Roi, Rue St. Dizier, N°. 337.

M. DCC. LXXXIV.

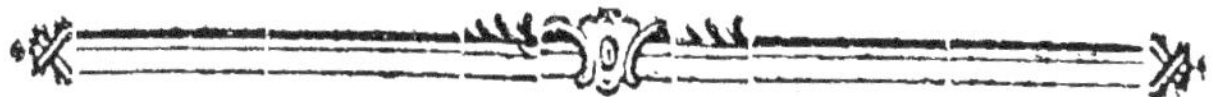

BUT DE L'AUTEUR

EN PUBLIANT CES FORMULES.

IL ſerait inutile de diſcuter l'avantage ou le déſavantage de la Médecine miſe à la portée de tout le monde. Quelques ouvrages de Médecins celèbres, compoſés dans cette vue, ont eu un ſi grand ſuccès que l'on ne peut plus douter du goût du Public pour la Médecine-familière & domeſtique. Ce goût eſt même porté au point qu'il faut des Livres qui apprennent à traiter les maladies ſans être Médecin. Mon but eſt d'augmenter les facilités & de diminuer les abus, en mettant entre les mains des perſonnes charitables, ou miniſtrantes de la Médecine, qui n'étudient pas les traités des maladies, & que leur charité engage à médicamenter les Pauvres, ſoit à la Ville, ſoit à la Campagne, des remèdes d'un uſage ſûr, des Formules ſimples & aiſées à remplir, qui préſentent clairement & briévement l'indication à laquelle chacune eſt deſtinée. J'y ai joint une Table qui fera comprendre d'un coup d'œil, dans quelles maladies, & dans quelle circonſtance des maladies, il conviendra de les employer.

J'oſe encore offrir cet Ouvrage à mes Confrères, non dans la vue de les diriger, je n'en ai pas la préſomption ; mais pour les engager à me communiquer les corrections, additions ou réformes qu'ils jugeront convenables pour le traitement des maladies du Peuple. Si ces Formules ſatisfont leurs vues ſages & éclairées, ils pourront s'en ſervir pour ordonner chez les Pauvres, dans les Hôpitaux civils, Maiſons de Charité, & Conſultations gratuites que le Collège de Médecine fait pour les pauvres de la Campagne, ce qui diminuera beaucoup les abus, facilitera le ſervice des Pauvres, & le travail des Apothicaires. (*a*) Tel a été mon but en publiant ces Formules compoſées pour l'Hôpital St. Charles de Nancy.

(*a*) Je ne dois pas échapper cette occaſion de rappeller au Public la charité & la généroſité des Apothicaires de Nancy, qui par une délibération du 8 Mai 1764, fourniſſent de leur bonne volonté & gratuitement aux pauvres malades de la Campagne, ſur les atteſtations de pauvreté données par leurs Curés, les remèdes qui ſont preſcrits par les Ordonnances de la Chambre des Conſultations du Collège Royal de Médecine, qui ſe tient tous les Samedis matin à dix heures.

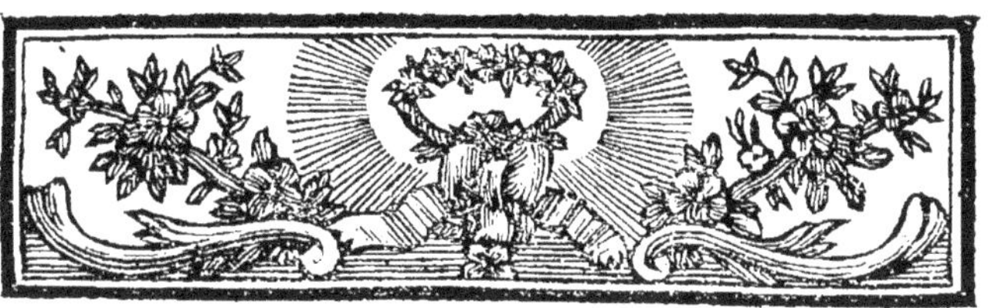

FORMULES DES MÉDICAMENS LES PLUS USUELS.

TISANES.

Elles servent de boisson ordinaire aux malades.

Tisane Commune.

PRenez quatre onces de Racines de Chiendent mondées, écrasées & coupées. Faites cuire dans douze livres d'eau commune, à la réduction de dix; à la fin jettez-y une once de Réglisse ratissée & concassée; retirez la liqueur du feu tout de suite, & laissez infuser pendant une demi-heure; ensuite versez la à clair, ou la passez par un linge.

On la donne pour boisson ordinaire, par verrées, depuis une pinte jusqu'à deux, par jour.

Tisane Nitrée.

Prenez Tisane commune une pinte; faites y dissoudre un demi-gros de Nitre.

Pour boisson ordinaire, à la même dose que la précédente. Elle est plus tempérante, & pousse par les urines.

Tisane Acidulée.

Prenez Tisane commune une pinte, & ajoutez-y de l'Esprit de Vitriol, ou de l'Esprit de Souffre, jusqu'à une agréable acidité.

Pour boisson ordinaire, à la même dose que la précédente. Elle est plus rafraîchissante, elle convient mieux dans les fièvres ardentes & bilieuses, pourvu qu'elle n'excite pas la toux.

Tisane avec la Crême de Tartre.

Prenez Racines de Chiendent ratissées & découpées, une poignée, Crême de Tartre deux gros; faites bouillir dans trois chopines d'eau, à la réduction d'une pinte; ajoutez à la fin un demi-gros de Nitre, & passez la liqueur.

Elle est aussi tempérante & rafraîchissante, un peu laxative.

Tisane Pectorale.

Prenez Racines d'Althéa une once, Racines de Réglisse demi-once, Fleurs de Mauve, de Pavot, de Tussilage, de chaque une demi-poignée; versez sur le tout deux pintes d'eau bouillante, & après avoir laissé reposer une demi-heure, passez la Tisane.

On l'emploie à la dose d'une pinte par jour, dans les maladies de Poitrine & de Vessie qui indiquent des adoucissans.

Eau de Riz.

Prenez Riz mondé & lavé une once; faites bouillir dans cinq chopines d'eau, à la réduction de deux pintes; sur la fin de l'ébullition, ajoutez une demi-once de Racines de Réglisse; laissez reposer après avoir un peu bouilli, & passez la liqueur.

C'est une boisson adoucissante qui convient dans les affections Dyssentériques & dans les Hémorragies.

Tisane Astringente.

Prenez Racines de Grande Consoude, de Tormentille āā, une once, que vous ferez bouillir pendant un quart d'heure dans une pinte & demie d'eau; ajoutez à la fin une demi-once de Racines de Réglisse, & après avoir laissé reposer, passez la liqueur par un linge.

Elle convient dans les Hémorragies, les Flux de Ventre ou d'Urines, qui viennent de relâchement.

Tisane Apéritive.

Prenez Racines d'Asperge, de Fraisier, d'Eryngium, de Garance āā, une once; faites bouillir dans huit chopines d'eau, jusqu'à la réduction de six chopines; ajoutez à la fin une demi-once de Racines de Régliſſe, un gros & demi de Nitre purifié, & paſſez la liqueur.

Elle provoque l'Urine; on l'emploie dans les Fièvres intermitentes anciennes, dans les Hydropiſies & les affections œdémateuſes.

Tiſane de Sureau.

Prenez une poignée de Fleurs de Sureau, deux onces de Miel, & une once & demie de bon Vinaigre; verſez ſur le tout un pot d'eau bouillante, remuez un peu avec une cuiller, pour faire fondre le Miel, couvrez le vaiſſeau, & quand la liqueur eſt froide, paſſez la par un linge.

Cette Tiſane, qu'on appelle ordinairement Tiſane de TISSOT, *parce que ce Médècin la preſcrit dans ſon Avis au Peuple, eſt adouciſſante, porte un peu à la peau & convient dans les affections Catharrales, Bilieuſes, &c.*

Tiſane de Patience.

Prenez Racines de Patience ou Lapathum, lavées & coupées, une once; faites bouillir dans trois chopines d'eau, à la réduction d'une pinte; ajoutez à la fin, Racines de Régliſſe demi-once, & paſſez.

C'eſt un remède dépuratif fort en uſage dans les

maladies de la Peau, à la dose de plusieurs verres le matin.

Tisane ou Eau de Chicorée.

Prenez Racines de Chicorée deux onces ; après les avoir ratissé & nettoié, faites bouillir dans cinq chopines d'eau, à la réduction de deux pintes ; à la fin ajoutez une poignée des feuilles de la même plante, un peu de Réglisse, & passez.

Cette Tisane se boit par verrées dans la matinée, pour faire couler la Bile & la délayer.

Hydromel.

Prenez trois onces de Miel ; faites bouillir dans quatre livres, ou deux pintes de Tisane commune.

Cette boisson est délayante & aide l'expectoration.

Oxycrat.

Prenez quatre livres d'eau simple, & mêlez-y quatre onces de bon vinaigre.

Cette boisson est tempérante & rafraîchissante.

Oxymel.

Faites bouillir trois onces de Miel dans trois livres de l'Oxycrat ci-dessus.

Ses vertus conviennent avec celles de l'Oxycrat.

Décoction Blanche.

Prenez une once & demie de raclure de Corne de Cerf rapée; faites bouillir pendant une demi-heure, dans six livres d'eau commune; à la fin ajoutez trois onces de Mie de pain blanc, Canelle douze grains; faites encore un peu bouillir, coulez ensuite la liqueur, & ajoutez trois onces de sucre.

C'est une boisson très-convenable dans les affections Dyssentériques. Elle est humectante & adoucissante.

INFUSIONS AQUEUSES.

Elles se donnent par tasses, une ou deux fois par jour, quelquefois plus souvent, selon la prescription.

Infusion Pectorale.

Prenez Fleurs de Mauve, de Verbascum, de Capillaires, de Tussilage, de Coquelicot, de Pied-de-chat, du tout à parties égales; prenez une pincée de ces espèces; jettez dans une tasse d'eau bouillante, & après avoir laissé infuser, passez, pour prendre avec un peu de Sucre ou de Miel.

Cette infusion convient dans les maladies de poitrine soit aigues, soit chroniques, pour adoucir & aider l'expectoration.

Infusion Gommeuse.

Prenez Feuilles de Lierre-terrestre, Fleurs de

bouillon blanc, de Tuffilage, de Pavot rouge, de chaque eſpèce une pincée, un peu de Racines de Régliſſe, faites infuſer le tout dans une pinte d'eau bouillante; enſuite paſſez la liqueur, & faites y diſſoudre deux gros de Gomme Arabique.

On la donne pour boiſſon dans les Diſſenteries, dans les maladies de la Poitrine & de la Veſſie, ſi il y a de l'irritation. On fait diſſoudre auſſi la Gomme Arabique dans l'eau d'Orge.

Infuſion Adouciſſante.

Prenez Racines d'Althéa une once, feuilles de Mauve une demi-poignée; jettez dans une pinte d'eau bouillante, & laiſſez bouillir un inſtant; en éloignant le vaiſſeau du feu, ajoutez une demi-poignée de Fleurs de Pavot rouge; après avoir infuſé, paſſez la liqueur, pour boire par taſſes, avec un peu de ſirop d'Althéa.

On l'emploie dans les maladies de Poitrine, des Reins, ou de la Veſſie, quand on veut adoucir. Si les douleurs ſont aigues, on ſubſtitue quelquefois le ſirop Diacode au ſirop d'Althéa.

Infuſion Vulnéraire.

Prenez feuilles de Lierre-terreſtre, de Véronique, de Sanicle, ſommités d'Hypéricum, de Verge dorée, Fleurs de Bellis-minor ou Pacquerette, de Pied-de-chat, de Pavot rouge, du tout à parties égales; hachez & mêlez ces eſpèces; on en prend une pincée pour faire infuser dans une tasse d'eau bouillante ; ajoutez à chaque tasse un peu de Sucre.

On la prescrit dans tous les cas de Blessures, de Contusions, & dans quelques espèces de Toux, pour aider l'expectoration.

Infusion Anodine.

Prenez deux gros de Tête de Pavot blanc, Semences de Lin enfermées dans un nouet deux gros, Racines de Réglisse demi-once ; faites infuser pendant une demi-heure, dans une pinte d'eau bouillante ; ajoutez à la fin un gros de Gomme Arabique ; quand elle sera bien fondue, passez la liqueur & ajoutez à chaque tasse un peu de sirop d'Althéa.

On en donne plusieurs tasses par jour, dans les difficultés d'Uriner avec irritation des voies Urinaires.

Infusion Amère.

Prenez Feuilles de Chamædris, de Chamæpitis, de Trefle d'eau, d'Absinthe, Sommités de petite Centaurée, de Houblon, Fleurs de Camomille, du tout à parties égales ; on prend une bonne pincée de ces espèces mêlées que l'on fait bouillir dans une tasse d'eau.

Cette infusion convient à la fin des Fièvres intermittentes, dans la foiblesse d'Estomac, & après les accès de Rhumatisme ou de Goutte.

Infusion Apéritive.

Prenez Feuilles de Véronique, de Pariétaire, de Scolopendre, d'Hypéricum, de Cassis ou Groseillier noir, du tout à parties égales; on en prend une pincée pour une tasse d'infusion, à laquelle on ajoute un peu de Sirop des cinq Racines.

C'est le remède apéritif le plus doux.

Infusion de Quinquina.

Prenez Quinquina en poudre une once; jettez dans une pinte d'eau, à laquelle vous ajouterez deux cuillerées d'Eau-de-vie; laissez ainsi infuser à une chaleur douce, pendant vingt-quatre heures, en agitant la bouteille de temps en temps; ensuite passez la Liqueur au papier gris, pour en prendre un gobelet ou deux par jour.

Le long usage de ce remède fortifie les Digestions, & rend du ton. L'action du Quinquina y est modérée.

Infusion de Rhubarbe.

Prenez un gros de Rhubarbe cassée en petits morceaux; faites-la infuser pendant quelques heures, dans une chopine d'eau bouillante; ensuite passez la Liqueur; la dose est d'une tasse, une fois ou deux par jour.

C'est un très-bon Stomachique, qui facilite la Digestion & la liberté du Ventre.

Eau de Boule de Mars.

Elle ſe fait en trempant pluſieurs fois la Boule de Mars dans l'eau tiède, juſqu'à ce que cette eau ait pris une couleur brune légère.

Cette infuſion eſt d'un uſage habituel, comme vulnéraire, après les Chûtes & Contuſions. On s'en ſert auſſi pour fortifier l'Eſtomac & aider le travail des Règles, à la doſe d'un gobelet par jour.

Eau de Chaux.

Prenez une demi-livre de Chaux vive, verſez petit à petit cinq livres d'eau chaude ; agitez le tout pendant quelque temps avec une ſpatule de bois ; enſuite laiſſez repoſer la Liqueur, afin que la Chaux ſe précipite, & filtrez la.

Employée extérieurement, elle eſt réſolutive, déſiccative déterſive ; on en lave les Tumeurs œdemateuſes, les Ulcères, les Brûlures, &c. intérieurement, elle eſt aſtringente, déterſive ; ſon caractère alkalin la rend échauffante, ce qui fait qu'elle réuſſit peu pour les Ulcères internes, du moins dans nos Contrées, quoique fort vantée pour cet uſage. Elle corrige les acides ; on la tempère en la coupant avec moitié lait, ou en prenant la ſeconde Eau de Chaux que l'on prépare de même que la première, ſur le réſidu de l'infuſion. (a) *La vertu de l'Eau de Chaux eſt encore reconnue pour diſſoudre la Pierre dans la Veſſie.*

(a) Les Anglais prennent cette Eau de Chaux pour y faire infuſer des Bois ſudorifiques, & ils preſcrivent ce Remède comme dépuratif.

Eau de Goudron.

Prenez deux livres de Goudron fin ; verſez deſſus huit livres d'Eau de fontaine ; agitez de tems en tems avec un morceau de bois; enſuite enlevez l'écume, & filtrez la Liqueur après deux jours d'infuſion.

Ce Remède ſi vanté par BERCKLEY, *contre un grand nombre de maladies, ne peut être regardé que comme dépuratif, antiſcorbutique, déterſif. Mais quelques Eſtomacs ne le ſoutiennent pas, & ſouvent il échauffe trop. On en donne trois onces, trois ou quatre fois par jour.*

Infuſions ſimples qui ſe préparent avec une pincée des Herbes ou Fleurs ſuivantes que l'on jette dans ſix onces d'eau bouillante, & que l'on boit après avoir laiſſé infuſer.

Infuſion des Fleurs de Sureau.
Fleurs de Tilleul.
Fleurs de Camomille.
Fleurs de Coquelicot.
Fleurs de Scabieuſe.
Feuilles de Marrube.
de Safran.
de Lierre-terreſtre.
de Trefle d'eau.
des Feuilles d'Armoiſe.
de Pariétaire.
d'Ecorce d'Orange amère.
des Feuilles de Caſſis ou Groſelier noir.

de Fumeterre.
des Feuilles de Plantain.
des Feuilles de Renoueé.
des Fleurs d'Ortie blanche.
des Fleurs & des Feuilles d'Arnica.
des Feuilles de Noyer.
des Feuilles de Pervenche.

DÉCOCTIONS ET APOZÈMES.

Les Décoctions ſimples ſe font avec une ſeule eſpèce de Plantes que l'on fait bouillir à la doſe qui ſera preſcrite, pendant cinq ou ſix minutes, dans ſix ou ſept onces d'eau. Les Racines, les Bois & les Écorces doivent bouillir un peu plus longtems que les Feuilles, les Tiges & les Semences.

Les Apozèmes ſont des décoctions composées qui doivent bouillir plus ou moins, ſuivant la nature des ſubſtances qu'on y fait entrer. On les donne à la doſe de trois, quatre ou cinq gobelets par jour.

Eſpèces pour ſix onces de Décoction.

Graines de Genièvre, une pincée.
Feuilles d'Uva Urſi, un gros.
Racines de Valérienne, un gros.
Tiges de Douce-amére, un gros.
Quinquina, un gros.
Coralline de Corſe, un gros.
Racines de Bardane, un gros.
Bois de Quaſſia, un gros.

Têtes

Têtes de Pavot, un demi-gros.
Racines de Squine, un gros.
Bois de Saſſafras, un gros.
Graines de Lin, un gros.

Décoction de Feuilles d'Oranger.

Prenez une poignée de ces Feuilles; faites les bouillir pendant un quart d'heure dans une pinte d'eau; laiſſez refroidir la liqueur, & paſſez la.

C'eſt une boiſſon que l'on emploie avec ſuccès dans certaines maladies de Nerfs & d'Eſtomac. On prend cette doſe dans la journée, ou ſeulement quelques taſſes; elle réuſſit priſe froide.

Décoction de la ſeconde Écorce de Bois d'Orme.

Prenez l'écorce d'Orme-Piramidal; enlevez la pellicule mince, graſſe & onctueuſe, qui tient au bois, dans le cours du mois de Mai. La doſe eſt de deux onces, que l'on fait bouillir lentement dans trois chopines d'eau, à la réduction d'une pinte, pour prendre dans la journée.

Ce remède employé depuis longtems comme Diurétique, vient d'être vanté comme dépuratif, convenable à la guériſon des Dartres, Ulcères, Maladies de la peau, Rhumatiſmes, Galle, Scrophules, Cancers, &c. On en lave auſſi les parties malades.

Décoction de l'Écorce de Sureau.

Prenez Écorce verte, ou ſeconde Écorce du Sureau, une poignée; faites bouillir dans une pinte d'eau, à la réduction de moitié; diviſez la Liqueur en quatre doſes, à prendre à une heure d'intervalle.

Ce Remède eſt Diurétique & Purgatif, convenable dans l'Hydropiſie.

Décoction de Simarouba.

Prenez Ecorce de Simarouba, une demi-once; faites bouillir dans une livre & demie d'eau, à la réduction du tiers; paſſez la Liqueur & ajoutez ſur chaque doſe ſuffiſante quantité de Sucre.

Priſe à la doſe de quelques taſſes par jour, elle convient à la fin des Flux longs & des Dyſſenteries.

Décoction de Cendres de Genêt.

Prenez Cendres de Genêt bien tamiſées demi-livre, Racines d'Enula, Racines d'Iris, āā une once, Semences de Fenouil, Baies de Genièvre, āā une demi-once, Feuilles d'Abſinthe une demi-poignée; faites bouillir légérement dans ſix livres d'eau; après avoir paſſé la liqueur, ajoutez vingt-quatre grains de Sel de Mars de Rivière.

Ce Remède puiſſamment diurétique & apéritif,

convient dans l'Hydropisie, à la dose de quelques tasses par jour.

Décoction de Polygala.

Prenez Racines de Bardane deux onces, Racines de Polygala de Virginie une once; faites bouillir pendant un quart d'heure, dans suffisante quantité d'eau, à la réduction de quatre livres; sur la fin ajoutez Feuilles de Bourrache deux poignées, Feuilles d'Erysimum, Fleurs de Sureau, āā une demi-poignée; passez la liqueur & ajoutez Sirop de Pavot rouge quatre onces.

On la prescrit comme puissamment béchique incisive, & portant à la peau, dans les Toux Catharrales, qui indiquent cette espèce de remèdes.

Nota. En hyver on pourra substituer à la Bourrache, des Feuilles de Capillaires, ou de Lierre-terrestre.

Apozème Rafraîchissant.

Prenez Racines d'Oseille, de Fraisier, āā une once; faites bouillir dans cinq livres d'eau, pendant un quart d'heure; sur la fin de l'ébullition, ajoutez Feuilles d'Oseille, d'Endive, de Laitue, de Pourpier, āā une poignée; laissez reposer la liqueur, après l'avoir éloignée du feu; ensuite passez la par un linge, & ſur chaque livre d'Apozéme, ajoutez Sirop de Limons une once.

Il tempére les agitations du Sang, & convient dans les Fièvres bilieuſes, comme délayant & diurétique.

Apozème Pectoral.

Prenez deux cuillerées de Riz; faites bouillir dans trois pintes d'eau; à la fin ajoutez Racines d'Althéa une once, Dattes, Sebeſtes, Jujubes, āā une demi-once, Fleurs de Tuſſilage, de Pavot rouge, āā une pincée; faites bouillir pendant cinq à ſix minutes, enſuite laiſſez infuſer pendant une heure; paſſez la liqueur, & ajoutez à chaque livre d'Apozème une once de Sirop d'Althéa de Fernel.

Avec cet Apozème, on ſupplée aux Bouillons de Mou de veau & d'Eſcargots, trop chers pour les pauvres. Il adoucit la ſécheresſe & l'irritation de la Poitrine, à la doſe de pluſieurs taſſes par jour.

Eau d'Orge.

Prenez une once d'Orge mondé; faites bouillir un moment dans une pinte d'eau; jettez cette première eau, & faites cuire l'Orge dans trois autres chopines d'eau, à la réduction d'une pinte; ajoutez à la fin un peu de Régliſſe, & paſſez la liqueur. On peut auſſi y faire diſſoudre un gros ou deux de Gomme Arabique.

Les Poitrines sèches & irritées sont adoucies par cette Boisson. On la donne plusieurs fois le matin, & on la coupe avec moitié lait, si on prescrit l'Eau d'Orge coupée.

Apozème Altèrant.

Prenez Feuilles fraîches de Chicorée sauvage, de Bourrache, de Buglosse, de Pimpinelle, du tout à parties égales, une poignée; jettez dessus ces espèces deux chopines d'eau bouillante, & laissez infuser pendant une heure, en couvrant le vaisseau; ensuite passez la liqueur & exprimez un peu les espèces; faites y dissoudre un demi-gros de Nitre purifié.

On le prescrit pour délayer le Sang, faire couler la Bile & les Urines, dans les Fièvres bilieuses & dans beaucoup de maladies, à la place des Bouillons rafraîchissans, & pour préparer à la purgation. On pourra y ajouter un gros ou deux de Sel de Glauber; ou de Duobus, quand on l'indiquera.

Apozème Apéritif.

Prenez Racines de Garance, de Ruscus, d'Eryngium, de Persil, āā une once, Racines de Chelidoine, d'Enula, āā une demi-once; faites bouillir le tout pendant huit ou dix minutes, dans quatre chopines d'eau; ajoutez à la fin Feuilles de Chicorée sauvage une poignée, autant de Scolopendre, & autant de Pariétaire; après avoir laissé infuser ces espèces suffisamment, passez la liqueur en exprimant, & ajoutez sur chaque livre d'Apozème une once de Sirop des cinq Racines, & douze grains de Nitre.

Il convient dans les obstructions du Foie & de la Rate, dans le traitement des Fièvres intermittentes longues, il porte aux Urines, divise la Bile & les Humeurs épaissies. On le donne à la dose de trois, quatre ou cinq gobelets par jour.

Apozème Apéritif Salin.

A chaque livre de l'Apozème précédent, ajoutez une demi-once de Sel de Glauber, ou de Sel d'Epsom, ou de Sel de Duobus.

Sa vertu apéritive est encore plus déterminée que celle du précédent, & on le donne dans les mêmes cas, si on veut inciser davantage les Humeurs, & un peu purger.

Apozème Diurétique.

Prenez Racines de Fraisier, de Chardon Rolland, d'Ononis, āā une once, Semences de Carottes sauvages, Fruits d'Alkekenge, āā une demi-once; faites bouillir dans six livres d'eau, pendant huit ou dix minutes; à la fin ajoutez Feuilles de Pariétaire une poignée; laissez reposer la liqueur, passez la, & ajoutez sur chaque livre d'Apozème un dmi-gros de Nitre & une once de Sirop des Cinq Racines apéritives.

On peut l'employer à-peu-près dans les mêmes vues que l'Apozème Apéritif ; mais il porte plus aux Urines.

Apozème Diurétique Adouciſſant.

Prenez Racines de Guimauve deux onces; faites bouillir un moment dans quatre livres d'eau; ajoutez Feuilles de Pariétaire une poignée; après avoir laiſſé infuſer, paſſez la liqueur; faites y diſſoudre deux gros de Gomme Arabique, & ſi on le preſcrit, deux onces de Sirop Diacode.

On employe ce Remède dans les difficultés d'Urine, accompagnées d'irritation, à la doſe de pluſieurs taſſes par jour. Le Sirop Diacode le rend plus calmant.

Apozème Sudorifique.

Prenez Squine deux onces, Gaiac, Salſepareille, āā une once; faites infuſer à une chaleur douce pendant vingt-quatre heures dans ſept livres d'eau; enſuite faites bouillir à la réduction de ſix livres, & ajoutez à la fin Bois de Saſſafras rapé, Racines de Régliſſe ratiſſée, āā une demi-once; paſſez la liqueur, après avoir laiſſé infuſer ces dernières ſubſtances.

Ce Remède eſt très-uſité pour provoquer les Sueurs dans les Affections Catharreuſes, les Rhumatiſmes chroniques, les maladies Vénériennes, la Paralysie, si on ne craint pas d'échauffer; la dose est de trois, quatre ou cinq gobelets le matin, en se tenant chaudement.

Apozème Sudorifique avec l'Antimoine.

Aux espèces de l'Apozème précédent, ajoutez une once d'Antimoine crud, enfermé dans un nouet, & faites bouillir de même.

On croit que l'Antimoine lui donne plus d'action, & on le prescrit comme le précèdent.

Apozème Antiscorbutique.

Prenez Racines de Raifort sauvage deux onces, Feuilles de Cochlearia, de Cresson d'eau, de Beccabunga, d'Oseille, de chaque une demi-poignée; versez par dessus une pinte d'eau bouillante; laissez infuser le tout pendant quelques heures, le vaisseau étant fermé; & après avoir passé la liqueur, ajoutez, si on le prescrit, une once de Sirop Antiscorbutique, pour chaque livre d'Apozème.

On l'employe dans le Scorbut & dans les affections Scorbutiques, à la dose de quatre onces, deux ou trois fois par jour.

Apozème Dépuratif.

Prenez Racines de Lapathum, de Bardane, āā une once, Racines d'Enula, de Polypode āā, une demi-once, Antimoine crud, enfermé dans un nouet une once; faites bouillir le tout dans huit livres d'eau, à la réduction de six livres; sur la fin ajoutez Feuilles de Fumeterre, de Chardon béni, de chaque une poignée; laissez infuser la liqueur, & la passez par un linge.

Cette boisson divise & atténue les Humeurs; on la donne contre les Dartres, & autres maladies de la Peau, à la dose de quelques gobelets par jour.

Apozème Amer Purgatif.

Prenez Racines de Polypode, d'Enula, āā une once, Crême de Tartre demi-once; faites bouillir dans cinq livres d'eau, à la réduction de quatre livres; ajoutez sur la fin, Feuilles de Chicorée sauvage deux poignées, Feuilles de Petite Centaurée deux pincées, Feuilles de Séné deux onces; passez après avoir laissé infuser, & faites dissoudre une once & demie de Sel d'Epsom.

Ce Remède pris à la dose de trois verres par jour, dépure le Sang & les Humeurs par les Selles, sans affoiblir l'Estomac; il convient dans les maladies & Fièvres qui exigent des purgations lentes & répétées.

Apozème Febrifuge Purgatif.

Prenez Quinquina une once & demie, Racines de Gentiane demi-once; faites bouillir dans un pot d'eau, à la réduction de trois chopines;

ajoutez à la fin Feuilles de Séné six gros, Sel d'Epsom une once; après une infusion d'une heure, passez la liqueur, & pour chaque livre d'Apozème, ajoutez une once de Sirop de Pommes.

On le donne à la dose de trois gobelets par jour, dans les Fièvres intermittentes opiniâtres, quand il y a indication de purger, & on en continue l'usage pendant plusieurs jours, hors des accès.

Apozème Antiseptique.

Prenez Quinquina une once; faites bouillir dans deux livres & demie d'eau, à la réduction de deux livres; sur la fin ajoutez Fleurs de Camomille deux pincées, Feuilles de Menthe, de Melisse, āā une pincée; laissez infuser ces espèces, ensuite passez la liqueur, & après l'avoir passé, ajoutez deux onces de Sirop de Limons, Esprit de Nitre dulcifié un gros.

On donne ce Remède par verrées répétées trois ou quatre fois par jour, dans les dissolutions Gangréneuses chroniques, & dans les maladies aigues qui annoncent cette même dissolution.

Apozème Astringent.

Prenez Corne-de-Cerf rapée une once; faites bouillir une demi-heure dans deux pintes d'eau; ensuite ajoutez Racines de Tormentille, de Bistorte āā une once; faites continuer l'ébullition pendant huit ou dix minutes; ajoutez Feuilles de Plantain, de Mille-feuilles, de Centinode, d'Equisetum, Fleurs d'Ortie piquante, āā une demi-poignée; quand le tout aura encore bouilli deux ou trois minutes, laissez infuser, & passez, quand il sera réfroidi.

La dénomination indique la vertu de ce remède qui convient quand les Pertes, ou d'autres Hémorragies exigent des Astringens.

Hydromel contre l'Asthme.

Prenez Racines d'Enula deux onces; faites bouillir dans quatre pintes d'eau; ajoutez à la fin Feuilles de Lierre-Terrestre, d'Hyssope, āā une poignée; quand elles auront infusé, passez la liqueur, & faites y bouillir quatre onces de bon Miel, observant d'ôter l'écume qui se forme pendant l'ébullition.

Cette boisson atténue & divise la Pituite visqueuse & gluante qui surcharge les Poumons; par-là elle facilite l'expectoration; on en donne trois ou quatre tasses par jour.

VINS ET VINAIGRES MÉDICINAUX.

Vin d'Absinthe.

Prenez Feuilles d'Absinthe mondées & sèchées une poignée; faites infuser dans une pinte de bon

Vin blanc, pendant vingt-quatre heures; puis filtrez la liqueur.

Il fortifie l'Estomac & tous les viscères du Bas-ventre, il aide la Digestion, détruit la matière vermineuse, & ranime le mouvement du sang dans les pâles couleurs; on en prend un verre, une ou deux fois par jour.

Vin d'Enula.

Prenez Racines d'Enula une once; faites infuser pendant trois jours, dans une pinte de Vin blanc; ensuite passez la liqueur.

On donne un verre de ce Vin le matin, pour fortifier l'Estomac, & atténuer les glaires, qui le surchargent.

Vin Stomachique.

Prenez Racines de Gentiane deux onces, de Calamus Aromaticus une once, Feuilles d'Absinthe, de Trifolium-fibrinum, Bois de Quassia, āā une demi-once, Semences de Coriandre deux gros; faites infuser pendant trois jours, dans quatre livres de Vin blanc; passez ensuite la liqueur.

Ce vin plus amer & plus fort que les précédens a les mêmes vertus à un plus haut degré; on en donne deux onces, une ou deux fois par jour.

Vin Chalybé.

Prenez Limaille de Fer non-rouillée trois onces, Écorce d'Oranges amères, Racines d'Acorus, āā deux onces, Safran Oriental, Canelle, āā un gros, Aloès douze grains ; faites infuser le tout dans quatre livres de bon Vin blanc pendant trois jours; ensuite passez la liqueur.

Ce vin est encore Stomachique & Tonique, il excite les Règles; on en prend une cuillerée ou deux dans une tasse de Camomille, plusieurs fois par jour.

Vin d'Oranges amères.

Prenez deux Oranges amères, vuidez les, & ajoutez un gros de Safran; ensuite faites infuser pendant trois jours, dans une pinte de Vin blanc, & passez la liqueur.

On en fait prendre un verre tous les matins, pour aider le travail des Règles; il fortifie l'Estomac.

Vin Aloètique.

Prenez Aloès Succotrin une demi-once, Canelle blanche deux gros; pulvérisez ces Drogues, & faites les infuser dans une livre de Vin d'Espagne, pendant huit jours, en agitant de tems en tems.

C'est un puissant remède, mais échauffant, pour exciter les Règles & les Hémorrhoïdes ; on en prend cuillerée dans de l'eau pendant quelques jours.

Vin Diurétique

Prenez Sel d'Absinthe deux scrupules ; faites dissoudre dans une chopine de bon Vin blanc.

Ce remède simple porte aux Urines avec beaucoup de succès ; on en donne un verre le matin, & un le soir dans l'Hydropisie.

Vin Thériacal.

Délayez un gros de Thériaque dans un verre de bon Vin vieux.

On donne cette dose pour réchauffer & ranimer les Personnes foibles ou saisies par le froid ; quelquefois aussi dans les Flux, après des fortes évacuations.

Vin Provocatif.

Prenez Feuilles de Romarin, de Pouliot, de Marrube blanc, āā une poignée, Safran, Borax, āā un gros ; faites macérer le tout pendant trois jours dans un pot de Vin blanc ; passez ensuite la liqueur que vous conserverez pour l'usage.

Ce Vin excite les Règles ; on en prend un verre le matin.

Vin Provocatif fort.

Prenez Herbes d'Absinthe, de Mille-pertuis, de Petite Centaurée, de Rhue, āā une poignée, Baies de Genièvre une once, Limaille d'Acier quatre onces; mêlez le tout dans une cruche, & versez par dessus deux pots de Vin, que vous laisserez infuser pendant trois jours, & que vous passerez.

La dose est d'un verre tous les matins pour exciter les Règles, s'il y a indication d'échauffer & de fortifier.

Vin Febrifuge doux.

Prenez Quinquina en poudre six gros, Miel deux onces; délayez le tout dans une demi-bouteille de Vin rouge & autant d'eau.

On donne dans les Fièvres intermittentes tierces ou quartes, après avoir suffisamment purgé, la dose entière, dans l'intervalle d'un accès à l'autre, & en agitant la bouteille, avant de verser.

Vin Fébrifuge fort.

Prenez Quinquina une once, Sel Ammoniac un gros; faites infuser pendant vingt-quatre heures dans une bouteille de Vin. On agite la bouteille avant de verser.

Cette manière de donner le Quinquina dans les Fièvres intermittentes est très-efficace, lorsqu'il n'y a point d'accidens qui contre-indiquent l'usage du Vin. On en prend deux ou trois verres dans l'intervalle des accès, ou plus, si le cas l'exige.

Vin Fébrifuge Stimulant.

Prenez Quinquina une once, Ecorce d'Oranges amères une demi-once, Racines de Gingembre, d'Angélique, de Calamus Aromaticus, āā un gros; faites infuser le tout dans quatre livres de Vin blanc, pendant trois jours, ensuite passez la liqueur par un linge, ou versez la par inclination, après l'avoir laissé reposer.

Ce Vin détruit les empâtemens & les obstructions qui subsistent souvent avec les Fièvres intermittentes négligées ou mal traitées, après avoir fait précéder, ou en l'alternant avec les purgatifs convenables aux circonstances; la dose est deux ou trois verres dans l'intervalle des accès. C'est aussi un fort bon stomachique propre à fortifier les Fibres de l'Estomac.

Vin Apéritif.

Prenez Racines d'Ononis, d'Asperge, d'Eryngium, de Persil, āā deux onces, seconde Ecorce de Sureau une poignée, Baies d'Alkekenges une demi-poignée, Nitre dépuré un gros; faites infuſer le tout dans quatre livres de Vin blanc pendant trois jours, enſuite paſſez la liqueur.

On donne ce Vin à la doſe d'un gobelet ou deux par jour, pour exciter les Urines & détruire les Obſtructions, quand l'Eſtomac trop foible ne ſoutient pas les Apozèmes apéritifs.

Vin Apéritif Purgatif.

Prenez Racines d'Iris, d'Hellebore noir, āā une once, Sené mondé ſix gros, Jalap en poudre deux gros, Canelle en poudre un gros; verſez deſſus ces eſpèces, quatre chopines de bon vin blanc, & faites infuſer le tout pendant trois jours, dans un vaiſſeau fermé; enſuite paſſez la liqueur par un linge.

On donne ce Vin à la même doſe que les précédens, quand l'empâtement & l'atonie exigent des ſtimulans plus actifs, & que l'on veut purger les ſéroſités.

Vin Tonique Hydragogue.

Prenez Graines de Genièvre, Racines d'Enula Campana, āā une once, Gentiane une demi-once, Jalap demi-once, Limaille d'Acier trois onces; mêlez le tout dans un pot, verſez y deux bouteilles & demie de Vin; faites bouillir le tout pendant une heure, & laiſſez infuſer pendant douze heures; enſuite vous le paſſerez par un linge.

Ce Vin qui eſt auſſi apéritif & purgatif convient dans

les mêmes circonſtances que le précèdent ; il a ſeulement l'avantage d'être plutôt préparé, & il eſt plus tonique ; la doſe eſt d'un gobelet ou deux par jour.

Vin de Bruière.

Prenez une poignée de Rhue, une poignée d'Abſinthe, une poignée de Morelle, une poignée de Bruière blanche, Tiges, Feuilles & Fleurs ; faites infuſer le tout dans deux bouteilles de bon Vin blanc, pendant trois jours, ou bouillir à la réduction du quart ; paſſez enſuite la liqueurpar un linge.

Ce Vin eſt un puiſſant dépuratif que l'on donne avec ſuccès dans les maladies chroniques où des humeurs viciées infectent le ſang, & occaſionnent des dépôts qui ſe renouvellent continuellement. On le recommande auſſi dans les maladies chroniques qui viennent de lait épanché, dans les ſuppreſſions de Règles, &c. La doſe eſt d'un gobelet par jour, & le malade ſe tient chaudement, parce que ce remède doit produire ſon effet par les Sueurs.

Vin d'Ypecacuanha.

Prenez Ypécacuanha une once, Racines d'Iris, Ecorces d'Oranges amères, āā une demi-once ; faites infuſer dans une pinte de Vin blanc, pendant trois jours, & paſſez la liqueur.

La doſe eſt d'une cuillerée par jour, pour atténuer les Glaires qui ſurchargent l'Eſtomac & la Poitrine.

Vin Anti-Scorbutique.

Prenez Racines de Raifort une once, Racines de Persil une once, Feuilles de Cresson, de Cochlearia, de Beccabunga, de Fumeterre, āā une demi-poignée, Semences de Moutarde une demi-once; on hache & on mêle toutes ces espèces, ensuite on les fait infuser à froid, pendant trois jours, dans deux bouteilles de Vin blanc, après lequel tems on passe la liqueur par un linge.

La dénomination de ce Vin indique ses vertus. On le donne à la dose d'un gobelet, tous les matins.

Vin Anti-Scorbutique fort.

Prenez Racines de Raifort trois onces, Feuilles de Beccabunga, de Cochlearia, āā une poignée, Sel Ammoniac, Graines de Moutarde, āā une demi-once; écrasez le tout dans un Mortier de pierre; ensuite faites infuser à froid pendant trois jours, dans quatre livres de Vin blanc & quatre onces d'Esprit de Vin; après quoi passez la liqueur.

La dose est de deux onces, une ou deux fois par jour.

Vin Scillitique.

Prenez Scille sèche & hachée une once; faites infuser à froid pendant trois ou quatre jours, dans une livre de bon Vin blanc; enſuite paſſez la liqueur.

C'eſt un excellent diurétique dans les différentes eſpèces d'Hydropiſies ; la doſe eſt d'une demi-once, deux ou trois fois par jour.

Vin Scillitique composé.

Prenez Scille fraîche une once, Ecorces d'Orange amère, Calamus Aromaticus, āā une demi-once; faites infuſer le tout dans deux livres de bon Vin blanc, pendant vingt-quatre heures; enſuite paſſez la liqueur.

On trouve dans ce Vin la vertu diurétique de la Scille rénuie à des Stomachiques Aromatiques, & & cette préparation réuſſit quelquefois mieux que le Vin de Scille ſimple. On le donne à la doſe d'une cuillerée, deux ou trois fois par jour.

Vinaigre Scillitique.

Prenez Squammes de Scille sèche huit onces, coupez les menu, & mettez les dans un Matras; verſez par deſſus ſix livres de Vinaigre rouge; on fait digérer ce mêlange juſqu'à ce que la Scille ſoit bien pénétrée & gonflée; alors on paſſe l'infuſion avec expreſſion & on la filtre.

Le Vinaigre Scillitique eſt inciſif, apéritif, propre à diviſer les Humeurs épaiſſies devenues viſqueuſes.

On l'employe avec succès dans l'Hydropisie, dans l'Asthme humide ; on le prescrit rarement seul.

Oxymel Scillitique.

Prenez Miel très-pur quatre livres, Vinaigre Scillitique deux livres ; faites bouillir lentement jusqu'à la consistance de Sirop, dans un vaisseau de fayance, ou de terre.

L'Oxymel Scillitique est un puissant incisif diurétique, qui atténue les Pituites & les Glaires de la Poitrine & de l'Estomac ; on le donne par cuillerées, ou bien on l'ajoute aux potions Diurétiques, Incisives, Vomitives.

Oxymel Composé.

Prenez Racines d'Enula une once, Iris de Florence demi-once ; faites bouillir dans deux livres & demie d'eau, à la réduction de deux livres ; après avoir passé la liqueur, ajoutez une livre de Miel, & une once de Gomme Ammoniaque, dissoute dans suffisante quantité de Vinaigre.

La dose est d'une cuillerée, chaque deux ou trois heures dans l'Asthme & la Toux du genre Pituiteux.

Oxymel Colchique.

Prenez Racines fraîches de Colchique d'automne

une once ; faites infuser à une chaleur douce, dans une livre de Vinaigre, pendant quarante-huit heures ; ensuite passez la liqueur, & ajoutez deux livres de Miel ; faites cuire doucement, à la consistance de Sirop, en agitant le mêlange.

C'est un Diurétique incisif puissant ; on le donne dans l'Hydropisie, à la dose d'un gros plusieurs fois par jour, ou on l'ajoute aux potions Diurétiques.

Esprit de Mindererus.

Prenez Sel Volatil Ammoniac ; jettez dessus du très-bon Vinaigre, en quantité suffisante pour la saturation.

C'est l'Esprit de Mindererus que l'on peut ajouter comme Anti-Septique, Sudorifique & stimulant aux Potions cordiales ou autres, à la dose d'un gros, ou deux, pour six onces de liqueur.

Terre Foliée liquide.

Prenez Sel de Tartre *quantum vis*, jettez dessus suffisante quantité de Vinaigre, jusqu'au point de saturation ; ensuite mêlez le tout en l'agitant.

On remplacera par ce Médicament la Terre Foliée Officinale, qui est trop chère pour les Pauvres. On l'ajoute à la dose d'un gros ou deux aux Infusions & Décoctions apéritives, pour détruire les Obstructions & porter aux Urines.

Vinaigre Aromatique.

Prenez Racines d'Angélique, Racines d'Acorus, āā une once & demie, Feuilles de Mélisse, de Rhue, de Sauge, āā une demi-poignée, Clous de Gérofle un demi-gros; après avoir haché toutes ces espèces, faites les infuser pendant six jours, avec trois livres de bon Vinaigre, dans un vaisseau fermé; filtrez ensuite la liqueur & conservez la dans des bouteilles fermées.

C'est un remède fortifiant & antiseptique, que l'on peut ajouter aux potions fortifiantes & sudorifiques, à la dose d'une demi-once, ou d'une once.

INFUSIONS SPIRITUEUSES.

Nous comprenons dans cette classe, les Infusions faites dans l'Eau-de-vie & dans l'Esprit-de-vin.

Elixir Stomachique de Stougthon.

Prenez Racines de Gentiane six gros, de Rhubarbe demi-once, Herbes d'Absinthe, de Chamædris, Ecorces d'Oranges amères, āā six gros, Ecorce de Cascarille, Aloès, āā un gros; faites infuser dans vingt-quatre onces d'Esprit de Vin rectifié, pendant trois jours.

On l'emploie dans les vices de Digeſtion, avec embarras au Foie; la doſe eſt de vingt ou vingt-quatre gouttes; il purge un peu.

Elixir Stomachique d'Edimbourg.

Prenez Racines de Gentiane une once, Ecorces d'Oranges amères deux onces; laiſſez infuſer le tout pendant trois jours dans une pinte de bonne Eau-de-vie; enſuite paſſez la liqueur.

C'eſt un excellent Stomachique, que l'on donne dans les Foibleſſes de Digeſtion, à la doſe d'une cuillerée ou deux dans un verre d'Eau, avant le repas.

Teinture Anti-Putride.

Prenez Quinquina en poudre une once, Gentiane, Ecorces d'Oranges amères, āā une demi-once; faites infuſer pendant ſix jours au bain de Sable, dans une livre d'Eſprit de Vin; enſuite paſſez la liqueur.

On donne cette Teinture, à la doſe de quelques gouttes, dans une autre liqueur, quand on craint la Gangrène, & pour ranimer les forces dans les Fièvres Putrides ou Malignes. On peut la donner auſſi comme Stomachique, dans quelques Maladies Chroniques.

Elixir de Propriété.

Prenez Teinture de Myrrhe quatre onces, Teinture de Safran, Teinture d'Aloès, āā six onces, mêlez.

Cet Elixir fortifie l'Estomac & excite les Règles; on le donne à la dose de quelques gouttes, ou d'une cuillerée à caffé, & même jusqu'à un demi-gros, dans de l'eau.

Elixir de Longue Vie.

Prenez Aloès Succotrin une once & demie, Safran Oriental un gros, Rhubarbe, Agaric, Myrrhe, Racines de Zedoaire, Gentiane, Thériaque, āā deux gros, Eeau-de-vie deux livres; faites infuser à une chaleur douce, pendant huit jours, & passez ensuite la liqueur.

Cet Elixir donné par demi-cuillerées & cuillerées avec de l'eau; purge, fortifie l'Estomac, & excite les Règles.

BOISSONS VOMITIVES ET PURGATIVES.

Eau Minérale ou Emétique.

Prenez Tartre Emétique quatre grains; faites diſſoudre dans une demi-bouteille d'Eau pour trois doſes ; on prendra la ſeconde doſe une demi-heure après la première, & la troiſième une heure après la ſeconde, ſi l'évacuation n'eſt pas ſuffiſante.

Quand on la voudra moins forte, ou plus forte, on indiquera le nombre de grains de Tartre Emétique.

Vomitif d'Ypécacuanha.

Prenez Ypécacuanha en poudre la quantité de grains que l'on indiquera, & donnez les dans une taſſe d'eau, en agitant le mêlange.

C'eſt le Vomitif le plus doux, ſouvent plus convenable que l'Emétique, dans les Flux & les Diſſenteries ; la doſe ordinaire de l'Ypécacuanha eſt de vingt grains ; on peut l'augmenter ou la diminuer ſelon les circonſtances.

Potion Vomitive.

Prenez Eau de Fenouil huit onces, Oxymel Scillitique une once, Tartre Emétique un grain, ou vingt grains d'Ypécacuanha, au lieu de Tartre Emétique.

En place d'Eau de Fenouil, on peut prendre l'Eau simple; on peut aussi faire bouillir un demi-gros d'Ypécacuanha avec vingt-quatre grains de Crême de Tartre dans sept onces d'eau, pendant cinq ou six minutes; après avoir passé la liqueur, on y ajoutera une once d'Oxymel Scillitique & un peu de Sucre; ou bien en place d'Oxymel Scillitique, un grain de Tartre Stibié.

Cette Formule présente différens moyens d'administrer des Vomitifs, dont on veut modérer & diriger l'action; on les donne par cuillerées que l'on rapproche, ou que l'on éloigne selon les circonstances & le besoin.

Eau Minérale Purgative.

Prenez Sel d'Epsom une once; faites dissoudre dans une bouteille d'eau, & ajoutez une once de Sirop de Roses solutif, pour prendre par gobelets, à une demi-heure d'intervalle.

Quand on voudra la rendre plus active, on ajoutera un grain ou deux de Tartre Stibié, & on retranchera le Sirop; pour lors elle deviendra Emétique ou Vomitive.

Eau de Casse.

Prenez quatre onces de Casse en bâtons; après l'avoir concassé, faites bouillir dans une livre d'Eau avec un gros de Crême de Tartre ; passez la liqueur & ajoutez Sel de Sedliz trois gros; pour trois doses à prendre à une heure d'intervalle.

C'est un Purgatif doux que l'on emploie dans les Maladies aigues.

Eau de Casse avec les Contre Vers.

Dans la Décoction précédente, ajoutez trois gros de Coralline de Corse, & un gros de Semen Contra.

La dénomination indique ses vertus ; on la donne comme la précédente quand il y a des Vers.

Eau de Casse Emétisée & Contre Vers.

A l'Eau de Casse avec les Contre Vers, ajoutez un grain de Tartre Emétique, ou le nombre de grains que l'on indiquera.

Ces différentes manières de purger en grand lavage sont sur-tout convenables dans les Fièvres, ou autres maladies Bilieuses, Putrides, Vermineuses, Malignes, &c. On en donne un verre d'heure en heure, ou à doses plus éloignées.

Potion Laxative.

Prenez Crême de Tartre un gros; faites bouillir dans suffisante quantité d'eau pour une Médecine en une dose; à la fin de l'ébullition, ajoutez deux gros de Sel de Sedliz & deux onces de Manne.

Cette Potion purgative évacue doucement quand il y a disposition, dans les Maladies aigues; on la donne aussi aux personnes foibles.

Casse Manne.

Prenez Pulpe de Casse demi-once; faites bouillir dans six onces d'Eau; ajoutez deux gros de Sel d'Epsom, un demi-gros de Nitre & deux onces de Manne.

Cette Médecine évacue doucement, & convient dans les Maladies aigues.

Médecine Douce.

Prenez Follicules de Séné deux gros, Crême de Tartre un gros & demi, Semences d'Anis, de Coriandre, āā un demi-gros; faites bouillir dans six onces d'Eau; passez la liqueur, & ajoutez deux gros de Sel de Sedliz & deux onces de Manne.

La dénomination indique qu'elle est destinée aux personnes qu'il faut purger doucement.

Médecine Ordinaire.

Prenez Follicules de Séné trois gros, Crême de Tartre un gros, Semences d'Anis un gros; faites bouillir dans six onces d'Eau; passez la liqueur & ajoutez trois gros de Sel de Sedliz & deux onces de Manne.

C'est la Médecine d'usage, quand il s'agit de purger, dans les cas ordinaires.

Médecine Commune.

Faites bouillir un gros de Crême de Tartre dans un grand gobelet d'Eau; ajoutez trois gros de Sel d'Epsom & un peu de Réglisse; laissez infuser, puis passez la liqueur & ajoutez Jalap & Rhubarbe en poudre, āā vingt-quatre grains.

Cette Médecine moins chère que les précédentes, peut être emploiée quand on ne craint pas d'irriter.

Médecine Forte.

Prenez Séné mondé trois gros, Crême de Tartre un gros, Feuilles d'Absinthe ou Fleurs de Camomille une pincée; faites bouillir dans six onces d'Eau; passez la liqueur; ajoutez Sel de Sedliz trois gros, Sirop de Nerprun une once; délaiez y quinze grains de Jalap en poudre.

Elle ne convient qu'aux personnes fortes & difficiles à purger.

On peut aussi délaier une once d'Electuaire Lénitif & une demi-once de Sel Sedliz dans six onces de Décoction de Chicorée.

Médecine Contre Vers.

Prenez Follicules de Séné trois gros, Coralline de Corſe deux gros, Semen Contra un gros, Sel d'Epſom trois gros; faites bouillir dans ſuffiſante quantité d'eau, & après avoir paſſé la liqueur, ajoutez une once du Sirop Contre Vers ſuivant.

Le nom indique ſon uſage.

Sirop contre Vers Purgatif.

Prenez Séné Mondé deux onces, Semen contra, Coralline de Corſe, Rhubarbe, āā une once, Ecorce d'Oranges amères une demi-once, Canelle deux gros; faites bouillir dans trois livres d'eau, puis paſſez; ajoutez ſix livres de Sucre ou de Caſſonade; faites cuire en conſiſtance de Sirop.

La doſe eſt de deux onces pour les Adultes, & la moitié, ou moins pour les Enfans, ſelon l'âge.

Médecine Contre Vers, pour les Enfans.

Prenez Follicules de Séné, Crême de Tartre, āā un gros; faites bouillir dans quatre onces d'eau, & après avoir paſſé la liqueur, ajoutez Sirop Contre Vers précédent une once.

Pour un Enfant de huit ou dix ans.

Médecine des Flux.

Prenez Catholicum une demi-once, Manne deux

onces; délaiez le tout dans six onces d'infusion chaude de Camomille, pour une dose.

Ce Remède est consacré par l'usage pour la guérison des Flux; on peut augmenter la dose du Catholicum jusqu'à une once.

Décoction Purgative Commune.

Prenez Feuilles de Séné mondé deux onces, Crême de Tartre demi-once, Coralline de Corse trois gros, Coriandre, Semen Contra, āā un gros & demi, Rhubarbe deux gros, Sel de Sedliz deux onces, Eau commune deux pintes; faites infuser sur les Cendres chaudes pendant douze heures, ensuite bouillir pendant un quart d'heure, & passez la liqueur pour l'usage.

Cette Tisane peut être d'un usage général pour les pauvres, quand leur état exigera des Médecines communes; on peut en donner six onces pour une dose, & double pour les plus forts.

Tisane Royale.

Prenez une once de Racines de Chicorée, autant de celles de Polypode de Chêne, Crême de Tartre une demi-once; faites bouillir dans quatre livres d'Eau, à la réduction de trois; ajoutez à la fin de la décoction, six gros de Séné Mondé, un gros d'Anis & trois gros de Racines de Régliffe;

retirez le vaisseau du feu, & après l'avoir laissé reposer, coulez la liqueur.

On donne cette Tisane purgative, à la dose de deux ou trois gobelets, pendant plusieurs jours.

Tisane Sudorifique Purgative.

Prenez Salse-Pareille, Squine, Gaiac, āā une once, Antimoine crud enfermé dans un nouet & suspendu deux onces; faites bouillir dans six livres d'eau, à la réduction du quart; sur la fin, ajoutez Séné Mondé, Sel de Duobus, āā une once, Racines de Réglisse une demi-once; laissez infuser pendant quelques heures, & passez la liqueur.

On donne cette Décoction quand il y a raison de purger dans certaines affections Rhumatismales; la dose est de deux ou trois gobelets par jour.

Potion Purgative Hydragogue.

Prenez Jalap en poudre un demi-gros; faites infuser pendant la nuit dans six onces de Vin blanc; ajoutez le matin une demi-once de Sel d'Epsom, & une once de Sirop de Nerprun; agitez la liqueur pour prendre en une dose.

On n'emploie ce Purgatif que dans l'Hydropisie, pour solliciter fortement le Ventre.

Potion Purgative Universelle.

Prenez Eau de Fenouil deux onces, Sirop de

Nerprun une once, Jalap en poudre deux ſcrupules, Scammonée en poudre un ſcrupule, Oxymel Scillitique ſix gros, Eau de Canelle deux gros, mêlez le tout.

Quelques cuillerées de cette Potion, priſes le matin purgent copieuſement; elle convient aux perſonnes empâtées, obſtruées que les autres Médecines ne purgent pas.

Purgatif de la Colique des Peintres.

Prenez Feuilles de Séné trois gros; faites bouillir dans ſix onces d'eau; après avoir paſſé la liqueur, ajoutez Diaphenic demi-once, Sirop de Nerprun une once & demie, Jalap en poudre quinze grains.

Ce Remède eſt conſacré par l'uſage, dans les Hôpitaux de Paris, pour purger les Malades attaqués de la Colique des Peintres.

POTIONS.

Elles ſe donnent par cuillerée, chaque deux heures, ou plus ſouvent ſi on l'indique; on y fait entrer des Remèdes altérans & évacuans, dont on veut diriger l'action à volonté.

Potion Fortifiante.

Prenez Eau de Méliſſe ſimple deux onces, Eau de Menthe, Eau de Fleurs d'Orange, āā une once, Eau de Canelle orgée demi-once, Sirop d'Œillets une once, Confection Hyacinthe un gros; mêlez le tout.

On donne cette Potion par cuillerées dans les foiblesses, dans l'épuisement, après une longue maladie, ou à la suite de grandes évacuations; elle ranime les forces.

Potion Cordiale.

Prenez Eau de Menthe poivrée, Eau de Mélisse simple, āā deux onces, Eau de Mélisse composée, Eau de Canelle, āā demi-once, Eau Thériacale deux gros, Sirop d'Œillets six gros; délayez un gros de Confection Alkermes.

L'usage est le même que celui de la précédente; mais elle est plus forte.

Potion Huileuse.

Prenez Eau de Pariétaire quatre onces, Huile d'Amandes douces tirée sans feu deux onces, Sirop d'Althéa une once; mêlez, pour prendre en trois ou quatre doses, ou par cuillerées.

On emploie cette Potion dans les Coliques qui demandent des relâchans; elle convient sur-tout dans la Colique Néphrétique.

Potion Huileuſe & Anodine.

A la Potion ci-deſſus, ajoutez vingt-quatre gouttes de Laudanum liquide.

La Potion Huileuſe, avec cette addition, convient quand les douleurs aigues exigent des Calmans.

Potion Tempérante.

Prenez Eau de Pariétaire, Eau de Lys blanc, āā deux onces, Eau de Fleurs d'Orange, Oxymel ſimple, Sirop de Limons, āā une once, Nitre purifié un ſcrupule; mêlez.

On la fait prendre par cuillerées d'heure en heure, ou de demi-heure en demi-heure, pour calmer, tempérer & rafraîchir, dans les Fièvres Bilieuſes & Putrides.

Potion Acide.

Prenez Sirop de Violettes, ou Sirop de Capillaire quatre onces, Eſprit de Vitriol, juſqu'à agréable acidité; mêlez.

On la preſcrit par cuillerée d'heure en heure, ou de demi-heure en demi-heure dans le Vomiſſement de Sang, dans la Maladie Noire, & dans les Hémorrhagies qui viennent de diſſolution du Sang.

Potion Pectorale.

Prenez Fleurs de Pavot rouge une pincée; versez par-dessus six onces d'Eau bouillante; laissez infuser pendant quelques minutes; ensuite passez la liqueur; faites y fondre dix-huit grains de Gomme Arabique, & ajoutez Sirop d'Althéa, Sirop de Pavot rouge, āā une demi-once.

Elle adoucit la Poitrine, calme la Toux sèche & d'irritation.

Potion Béchique Simple.

Prenez Eau Vulnéraire simple quatre onces, Sirop d'Hissope six gros, Oxymel simple une once, Eau de Canelle Orgée deux gros; mêlez.

Elle aide l'expectoration dans les Toux Glaireuses & Pituiteuses, sans irriter.

Potion Béchique Incisive.

Prenez Gomme Ammoniaque deux scrupules; faites dissoudre dans une demi-once de Vinaigre Scillitique; ajoutez Oxymel Scillitique, Sirop d'Althéa, āā six gros, Tisane Pectorale quatre onces, Eau de Fenouil deux onces.

On l'emploie pour produire l'expectoration, & solliciter les Urines, dans la Toux Glaireuse, dans l'Asthme Pituiteux, & dans l'Hydropisie de Poitrine.

Potion Sudorifique.

Prenez Eaux de Chardon béni, de Scabieufe, āā deux onces, Eaux de Scordium, de Fleurs d'Orange, āā demi-once, Eau Thériacale deux gros, Sirop de Pavot rouge fix gros, Antimoine Diaphorétique non lavé un gros.

On en donne une cuillerée ou deux, d'heure en heure, pour provoquer la Sueur dans les Maladies Eruptives, Catharrales, ou d'autre genre, fi il y a indication.

Potion Sudorifique Anodine.

Prenez Eaux de Fleurs de Sureau, de Chardon béni, āā deux onces, Confection Hyacinthe, Thériaque, āā demi-gros, Antimoine Diaphorétique non lavé un gros, Sirop d'Œillets fix gros, Eau Thériacale deux gros, Laudanum liquide douze gouttes, ou un plus grand nombre, fi on le prefcrit.

Il eft d'obfervation que les Anodins font quelquefois un moyen de faire Suer. Ici ils font combinés avec des Sudorifiques, & par-là leur effet eft plus fûr dans les Maladies Catharrales & Eruptives, ou autres qui cèdent aux Sueurs.

Potion avec le Kermes.

Prenez Eaux de Scabieufe, de Chardon béni, āā

deux onces, Eau de Fleurs d'Orange une once, Eau Vulnéraire ſimple une once, Sirop d'Althéa, Sirop de Pavot rouge, āā une demi-once, Kermes Minéral un grain, ou deux, ou plus, ſi on l'indique.

En donnant une cuillerée ou deux de cette Potion, chaque heure ou chaque deux heures, ſelon les circonſtances, on modére l'effet du Kermes, pour porter à la Tranſpiration, ou à l'Expectoration, ou à l'Urine, ou aux Selles, dans les Fièvres aigues, dans les Péripneumonies Bilieuſes, Catharrales, &c.

Potion Contre Vers.

Prenez Infuſion de Scordium cinq onces, Huile d'Amandes douces une once, Semen Contra, Coralline de Corſe en poudre, āā un demi-gros, Sirop Contre Vers une once; mêlez.

Elle eſt deſtinée au traitement des affections Vermineuſes. On y ajoute quelquefois un grain ou deux de Kermes minéral, ce qui la rend évacuante & plus active; la doſe ordinaire eſt d'une cuillerée chaque deux heures, ayant ſoin d'agiter la bouteille, avant de verſer.

Potion Camphrée.

Prenez Camphre quinze grains; triturez dans un mortier de marbre, & ajoutez une demi-once de Vinaigre diſtillé, Sirop d'Œillets une once, ſix onces d'Eau de Sureau, dans laquelle on a fait dissoudre un gros de Gomme Arabique.

On a dans cette Potion, la vertu Antiseptique du Camphre réunie à l'acide végétal; ainsi elle convient dans les Maladies Putrides & Malignes, quand après les evacuations convenables, on veut s'opposer à la dissolution Gangréneuse; on la donne par cuillerées chaque heure, ou chaque deux heures.

Potion Camphrée Forte.

Prenez Camphre un gros; triturez le dans un mortier de marbre avec un gros d'Esprit-de-vin rectifié; ajoutez deux onces de Sucre & dix onces de très-bon Vinaigre.

Une plus grande dose de Camphre & d'acide végétal rend cette Potion plus active que la précédente; on la donne par cuillerée pour les mêmes Maladies, dans des circonstances plus pressantes.

Potion Anti-Septique.

Prenez Infusion de Scordium six onces, Quinquina en poudre deux gros, Eau de Canelle demi-once, Sirop de Limons une once; mêlez.

On la prescrit aussi quand on veut s'opposer à la dissolution Putride & Gangréneuse.

Potion Calmante Commune.

Mêlez avec trois onces d'Eau de Fontaine, six

gros de Sirop de Capillaire, une demi-once d'Eau de Fleurs d'Orange, & douze gouttes de Laudanum liquide.

Il n'est pas difficile de préparer ce Remède qui soulagera dans les affections de Nerfs, si l'on veut calmer les douleurs & procurer un peu de Sommeil.

Potion Anodine.

Prenez Eaux de Menthe, de Mélisse, de Fleurs d'Orange, ā̄ā deux onces, Sirop d'Opium de la Pharmacopée de *BAUMÉ* une once, ou Laudanum liquide vingt-quatre gouttes.

On la donne dans les mêmes vues que la précédente; mais elle est plus anodine.

Le Sirop d'Opium se fait avec l'Extrait d'Opium par longue digestion, & cette préparation est préférable au Sirop Diacode, & aux autres Anodins.

Potion Anti-Spasmodique.

Prenez Eau de Tilleul trois onces, Eau de Fleurs d'Orange une once & demie, Eau de Menthe une once, Sirop d'Œillets six gros, Liqueur d'Hoffman un demi-gros; mêlez.

Cette Potion convient pour prévenir & calmer les accès de Spasme, ou de Vapeurs.

Potion Anti-Spasmodique avec la Poudre.

A la Potion Anti-Spasmodique précédente, on ajoute un gros de la Poudre Antispasmodique, & douze gouttes d'Esprit Volatil de Sel Ammoniac.

Par cette Adition, elle devient plus efficace.

Potion Anti-Spasmodique avec le Laudanum.

A la Potion Anti-Spasmodique, ajoutez la quantité de Gouttes de Laudanum que l'on indiquera.

On donne ces deux dernières dans les accès de Spasmes qui demandent des Calmans plus décidés.

Potion Anti-Hystérique.

Prenez Eaux de Mélisse & d'Armoise, āā deux onces, Eau de Fleurs d'Orange une once, Eau de Bryone une demi-once, Sirop d'Armoise, Sirop de Karabé, āā une demi-once, Teinture de Castoreum demi-gros.

Elle est très-efficace dans les accidens de Vapeurs Convulsives; on la donne par cuillerées que l'on répete autant que les Symptomes l'exigent.

Potion Anti-Hyſtérique Anodine.

A la Potion précédente, ajoutez vingt-quatre gouttes de Laudanum liquide.

On l'employe, quand la violence des Convulſions & des douleurs exigent des Calmans plus prompts.

Potion Emmenagogue.

Prenez Feuilles d'Origan, d'Armoiſe, de Menthe, āā une pincée, Canelle un gros; jettez le tout dans deux taſſes d'eau bouillante; paſſez la liqueur après avoir laiſſé infuſer un quart d'heure, & ajoutez teinture de Caſtoreum un gros, Sirop d'Armoiſe une once.

Elle aide l'Eruption des Règles, des Lochies & même l'Accouchement; on la modérera en la donnant par cuillerées, ſuivant l'exigence des cas.

Potion Anti-Epileptique.

Prenez Infuſion de Feuilles de Scordium ſix onces; ajoutez un gros de Racines de Valerienne en poudre fine, Sirop d'Œillets une once, Eſprit de Corne-de-Cerf ſucciné un gros.

On donne cette Potion par cuillerées, une, ou deux à la fois, de deux heures en deux heures, dans l'intervalle des accès Epileptiques, après avoir fait précéder les Remèdes généraux.

Potion de RIVIERE.

Prenez Eau de Menthe, Eau de Méliſſe ſimple, āā, deux onces, Sirop de Limons une once, Sel d'Abſinthe un Scrupule, Eau de Fleurs d'Orange une demi-once.

Elle calme le ſoulévement de l'Eſtomac dans le vomiſſement Symptomatique ; il faut la prendre par cuillerées & rapprocher les doſes ; ſi le Vomiſſement ne cède pas, on mêle dix grains de Sel d'Abſinthe, avec une demi-once de Sirop de Limons, ou le Jus d'un Citron, & on l'avale dans le moment de l'effervеſcence.

Potion Vulnéraire.

Prenez Eau Vulnéraire ſimple trois onces & demie, Eau Vulnéraire Spiritueuſe une once & demie, Sirop de Roſes sèches une once.

Cette Potion aide la Réſolution après les Coups, les Chûtes, les Contuſions, & elle porte à la tranſpiration.

Potion contre les Acides.

Prenez Eau de Méliſſe ſimple cinq onces, Sirop d'Abſinthe une once, Magnéſie deux gros.

On en prend une cuillerée chaque heure, ou toute la Potion en quatre doses, selon l'indication.

Potion Apéritive.

Prenez Infusion de Camomille Romaine six onces; faites y dissoudre trois gros & demi de Tartre Vitriolé & un demi-gros de Nitre; ajoutez Sirop des Cinq Racines Apéritives une once.

C'est un Remède usuel, & qui a du succès dans les Obstructions, avec empâtement & ménace d'Hydropisie, à la suite des Fièvres intermittentes longues, pour évacuer par les Selles doucement & porter aux Urines; on la donne par cuillerées d'heure en heure, ou en quatre doses dans la journée; il faut en soutenir l'usage pendant plusieurs jours, & souvent y revenir.

Potion Apéritive avec l'Oxymel.

A la Potion précédente; ajoutez une demi-once d'Oxymel Scillitique.

Par ce moyen, elle devient plus Diurétique & plus Apéritive.

Potion Astringente.

Prenez Gomme Arabique un gros; faites dissoudre dans six onces de Décoction de Plantain; ajoutez Coquilles d'Œuf préparées un gros, Sirop de Grande Consoude une once.

On l'emploie dans les Hémorrhagies qui demandent des Astringens doux, à la dose d'une cuillerée, ou deux par jour.

Potion Styptique.

Prenez un gros de Cachou; faites bouillir dans six onces d'Eau; passez & ajoutez Suc d'Hypocistis un gros, Sang Dragon, Alun purifié, āā un demi-gros, Sirop de Coings une once.

Elle convient dans toutes les Hémorrhagies excessives, en joignant l'application du Vinaigre froid sur les Vaisseaux ouverts, ou sur les Parties environnantes. On la donne comme la précédente.

Potion Anti-Dyssentérique.

Prenez Bol d'Arménie un gros, Cachou, Simarouba en poudre, āā un scrupule, Diascordium un gros; ajoutez & mêlez doucement avec une once de Sirop de Coings, & six onces de Décoction de Plantain ou de Renouée.

Dans les Flux Dyssentériques & la Dyssenterie, l'excès des Evacuations & la foiblesse qui s'en suit exigent quelquefois des Remèdes Toniques & fortifians; il en est de même de certains Flux Chroniques & Colliquatifs; pour lors on donne cette Potion par cuillerée chaque heure, ou chaque deux heures.

Potion Stomachique.

Prenez Infuſion de Fleurs de Camomille ſix onces ; ajoutez Opiate de Salomon, Confection Hiacinthe, ãã un gros, Sirop d'Abſinthe une once.

On la donne dans les Flux & accidens qui viennent de foibleſſe de Digeſtion.

Potion Diurétique.

Prenez Infuſion de Pariétaire cinq onces, Eſprit de Sel dulcifié un gros, Sirop des Cinq Racines une once ; mêlez.

Elle convient dans les difficultés & les ſuppreſſions d'Urine.

Potion Carminative de M. GODART.

Prenez Noix de Galle en poudre un gros, Sirop d'Althéa de Fernel trois onces, Eau de Fenouil quatre onces, Eau de Fleurs d'Orange une once.

L'Auteur de cette Formule la donne pour un Remède très-recommandable dans les Coliques Venteuſes opiniâtres, & les ménaces de Tympanite. L'expérience a confirmé ſon autorité, quand ces Maladies ont pour cauſe l'Atonie des parois des Inteſtins.

ÉMULSIONS.

On les donne par verrées.

Émulsion Simple.

Prenez vingt-quatre ou trente Amandes douces pelées ; pilez les dans un mortier de marbre avec un peu d'Eau, jusqu'à ce qu'elles soient réduites en pâte déliée, & qu'on n'apperçoive plus entre les dents ou sous les doigts, de portions grossières ; alors délayez cette pâte dans deux livres d'Eau, ou de Tisane commune, & ajoutez du Sucre s. q.

C'est un Remède délayant & adoucissant qui convient dans la Sécheresse, l'Ardeur, l'Insomnie & la grande agitation du Sang ; on le donne pour Boisson, ou seulement quelques verrées par jour.

Émulsion Anodine.

Edulcorez l'Emulsion précédente, avec deux onces de Sirop Diacode, au lieu de Sucre.

Celle-ci se donne à l'heure de Sommeil ; outre la vertu tempérante de l'Émulsion simple, elle a celle de calmer les douleurs.

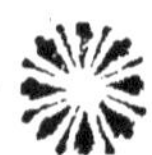

LOOCHS.

LOOCHS.

Le Looch, ou Lohoch, eſt un remède liquide, mais d'une conſiſtance plus épaiſſe que le Sirop, deſtiné pour la Poitrine, & compoſé de Sirops, de Poudres, d'Huiles & de Mucilages; on le donne par cuillerée, de tems en tems.

Looch Blanc.

Prenez quatre onces de l'Émulſion ſimple ci-deſſus (*pag.* 64.), ſeize grains de Gomme Adragante, une once d'Huile d'Amandes douces; mettez la Gomme dans un mortier; faites la diſſoudre dans une cuillerée d'Huile d'Amandes douces; verſez une bonne cuillerée de l'Émulſion, & ainſi alternativement l'Huile & l'Émulſion, en agitant, juſqu'à ce que le mêlange ſoit bien fait; pour lors ajoutez une once de Sirop d'Althéa & deux gros d'Eau de Fleurs d'Orange.

C'eſt un Remède très-uſuel que l'on prend par cuillerée, pour adoucir la Toux d'irritation, dans les Rhumes, les Pleuréſies, les Fluxions de Poitrine; on le preſcrit avec le Sirop Diacode, au lieu de Sirop d'Althéa, lorſque l'on veut procurer du Sommeil; ſouvent auſſi on y ajoute un grain ou deux de Kermès Minéral, pour aider quelque excrétion, ayant ſoin de l'indiquer.

E

Looch Adoucissant.

Prenez Poudre de Gomme Adragante seize grains; réduisez la en mucilage avec une demi-once de Tisane Pectorale ; ajoutez lentement & en agitant toujours une once d'Huile d'Amandes douces, autant de Sirop d'Althéa, ensuite trois onces de Tisane Pectorale.

On prépare celui-ci plus facilement, & à moins de frais que le premier. L'usage est le même.

Looch Commun.

Prenez deux gros de Gomme Arabique; faites dissoudre dans six onces de Tisane Pectorale ; ensuite ajoutez petit à petit, en triturant toujours, une once de Sirop d'Althéa, & une once de Sirop de Pavot rouge.

Celui-ci est encore plus simple & convient mieux, quand l'Estomac ne soutient pas les Huileux, ou qu'il y a Flux, ce qui arrive souvent dans les maladies Chroniques de la Poitrine qui exigent des adoucissans.

Looch Vulnéraire & Balsamique.

Prenez Infusion Vulnéraire trois onces; délayez

y lentement une once de Sirop Balſamique Officinal, que vous aurez broié avec un Jaune d'Œuf.

On le donne quand il y a ſuppuration intérieure.

Looch contre l'Aſthme.

Prenez Poudre Diaireos Officinale un demi-gros, Oxymel Scillitique une demi-once, Eau de Canelle Orgée une demi-once, Sirop d'Eryſimum une once, Eau Vulnéraire ſimple une once & demie.

On le donne par cuillerée dans l'Aſthme Humoral, Glaireux & dans l'empâtement du Poumon.

Looch Conſolidant.

Prenez Cachou dépuré deux gros, Racines de Conſoude en poudre deux gros; mêlez avec quatre onces de Miel écumé.

On donne ce Remède par cuillerée, dans les Crachements de ſang que l'on veut arrêter.

POUDRES.

Poudre d'Antimoine.

Prenez Antimoine Alkoolisé & lavé plusieurs fois douze grains, autant d'Yeux d'Ecrevisses préparés, autant de Sucre, & quatre grains de Canelle; mêlez le tout pour une dose.

On donne ce Remède, ou en poudre, ou incorporé dans quelque Sirop ou Conserve, comme atténuant, incisif & dépuratif, dans les Maladies de la Peau, les Rhumatismes invéterés, les Dartres, les Écrouelles, &c. On y joint quelque infusion dépurative, & on en continue l'usage pendant longtems.

Poudre Tempérante.

Prenez trois onces de Nitre purifié, deux onces de Tartre Vitriolé & un gros de Sel Sédatif de de Homberg.

La dose est de douze à vingt-quatre grains; on s'en sert dans les affections Spasmodiques, & dans les grandes agitations du sang.

Poudre Absorbante.

Prenez Magnésie, Poudre d'Yeux d'Ecrevisses, égale quantité; mêlez le tout exactement.

La dose est de trente grains que l'on donne dans une cuillerée d'Eau, ou en Bol, avec de la Conserve de Roses ; on l'emploie pour détruire les Aigreurs de l'Estomac, & quelquefois pendant l'usage du Lait, pour empêcher qu'il ne s'aigrisse.

Poudre Astringente.

Prenez Pierre Hématite, Sangdragon, āā dix grains, Alun de Roche quatre grains, pour deux doses.

On la prend en deux doses, pour arrêter les Pertes & autres Hémorrhagies, si il y a indication.

Poudre de Crême de Tartre & de Rhubarbe.

Prenez Crême de Tartre, Rhubarbe en poudre, āā un demi-gros pour deux doses que l'on peut prendre dans la matinée, à deux heures de distance.

Elle est Laxative & Stomachique.

Poudre Stomachique.

Prenez Magnésie une demi-once, Rhubarbe en poudre un gros ; divisez pour dix doses.

Elle est Stomachique & corrige les Acides ; on en prend une dose tous les matins.

Poudre de Kermès.

Prenez Sucre de Lait, Yeux d'Ecreviſſes, āā deux gros, Kermès quatre grains; mêlez pour douze doſes.

Cette Poudre atténue les Glaires & débaraſſe la Poitrine ; on en donne une doſe tous les matins avec une taſſe de Sureau, ou de Scabieuſe.

Poudre Inciſive des Glaires.

Prenez Crême de Tartre douze grains, un grain d'Ypécacuanha & un demi-grain de Kermès; mêlez bien exactement avec un peu de Sucre.

Cette Poudre donnée le matin, une ou deux fois, atténue les Glaires de l'Eſtomac ; elle excite quelquefois le vomiſſement ; on la continue pendant pluſieurs jours.

Poudre Purgative.

Prenez Séné, Crême de Tartre, Jalap en poudre, āā une once, Rhubarbe demi-once, Semences d'Anis, Scammonée, āā deux gros; mêlez bien exactement.

La doſe eſt d'un demi-gros que l'on délaye dans de la Tiſane, ou dans du Bouillon.

Poudre Hydragogue.

Prenez Jalap une demi-once, Mechoacan deux

gros, Gomme Gutte demi-gros, Canelle, Rhubarbe, āā quatre ſcrupules, Feuilles de Soldanelle, Semences d'Yéble, d'Anis, āā un gros; faites du tout une poudre ſuivant l'Art.

C'eſt la Poudre Hydragogue du Codex de Paris; elle eſt fortement purgative, convenable dans l'Hydropiſie, pour purger & évacuer les Eaux; la doſe eſt depuis douze grains juſqu'à deux ſcrupules.

Poudre de Bryone.

Prenez Racines de Bryone préparées & en poudre trente-ſix grains, qui forment la doſe pour un Adulte.

Elle fait vomir & elle purge; on peut la prendre délayée dans de l'Eau, ou incorporée avec du Miel; pour lors elle évacue par le vomiſſement & par les ſelles; ſi on veut ſeulement purger, on diviſe la doſe en quatre Bols formés avec du Miel; on en donne un de ſix en ſix heures, juſqu'à ce que l'évacuation ſoit ſuffiſante.

Un Médecin, M. HARMAND DE MONTGARNY *vient de donner ce remède pour le ſpécifique des Dyſſenteries bilieuſes & Putrides; c'eſt à l'expérience à le confirmer; mais on peut s'en ſervir pour purger les perſonnes fortes, & quand on ne craint point d'irriter, d'autant plus que ce remède coute peu.*

Poudre Diaphorétique.

Prenez Tartre Emétique un grain, Poudre d'Yeux d'Ecrevisses onze grains ; mêlez exactement.

On donne cette Poudre par trois grains, chaque trois ou quatre heures. L'Emétique ainsi divisé porte à la Peau ; on en aide l'action par quelques tasses d'infusion de Scabieuse chaude ; ce Remède paroît être analogue à la fameuse Poudre de JAMES *; à plus grande dose, il peut devenir Emétique ou Purgatif.*

Poudre Purgative Contre Vers.

Prenez Racines de Jalap en poudre, Coralline de Corse en poudre, āā trois gros, Sucre une demi-once, Mercure doux un scrupule ; mêlez le tout.

Elle purge & tue les Vers ; la dose est d'un gros pour un Adulte, & on la réitère plusieurs fois, à quatre ou cinq jours de distance.

On prépare facilement une Poudre Contre Vers simple, en mêlant une demi- once de Coralline de Corse, deux gros d'Ethiops Minéral & autant de Sucre ; on en donne aux Enfans deux fois par jour, autant qu'il en peut tenir sur la pointe d'un couteau.

Poudre d'Arum Composée.

Prenez Racines d'Arum deux onces, Racines de

Calamus Aromaticus, de Saxifrage, āā une once, Yeux d'Ecréviſſes préparés une demi-once, Canelle trois gros, Sel de Duobus deux gros, Sel Ammoniac deux ſcrupules; mêlez le tout pour former une Poudre.

On l'appelle auſſi Poudre Stomachique de BIRCKMAN.

C'eſt un excellent Inciſif, pour les Glaires de l'Eſtomac & toutes les Maladies lentes qui viennent de l'épaiſiſſement de la Lymphe; elle débaraſſe les Obſtructions; on la donne depuis douze grains juſqu'à un demi-gros, ou un gros, avec une taſſe d'Infuſion amère ou apéritive.

Poudre Diurétique.

Prenez Nitre dépuré douze grains, Racines d'Aſclepias en poudre huit grains, Scille en poudre quatre grains, Sucre un ſcrupule; mêlez pour une doſe.

Cette Poudre inciſe, déſobſtrue, & porte aux Urines; on la donne dans la Leucophlégmatie & dans les différentes eſpèces d'Hydropiſie.

Poudre de Mars.

Prenez Limaille de Fer alkooliſée, Sucre, āā une once, Semences d'Anis, Ecorces d'Oranges amères en Poudre, āā deux gros; mêlez.

Elle eſt Apéritive, Tonique & porte aux Règles;

la dose est d'une cuillerée à café, une ou deux fois par jour, dans de l'Eau ou dans du Vin.

Poudre Dépurative.

Prenez Yeux d'Ecrévisses préparés, Fleurs de Soufre, āā douze grains, Antimoine crud préparé six grains; pour une dose que l'on réitére tous les jours.

On la prescrit pour les maladies de la Peau, en continuant l'usage longtems, avec une Infusion appropriée.

Poudre Fébrifuge.

Prenez Quinquina une once, Ecorces d'Oranges amères, Gentiane, āā deux gros, Sel Ammoniac, Rhubarbe, āā un gros; mêlez. La dose est d'un gros quatre fois par jour, hors de l'accès; on la donne délayée dans de l'Eau.

Elle convient dans les Fièvres intermittentes rebelles. Dans les Fièvres intermittentes soporeuses & malignes, on donne le Quinquina sans mélange & à plus grande dose, de façon que le malade en prenne une once dans l'intervalle d'un accès à l'autre.

Ethiops Martial.

Prenez Limaille de Fer à la quantité que vous voudrez; versez dessus de l'Eau claire jusqu'à ce qu'elle surnage de six doigts ; agitez tous les jours avec une Spatule de Fer ; & à mesure que l'Eau se dissipera, mettez en de nouvelle, de façon que l'Eau surnage toujours, & jusqu'à ce que la Limaille soit convertie en une poudre très-noire.

C'est une des meilleures préparations de Mars, par laquelle ce Métal est réduit en parties très-subtiles, sans être décomposé ; on donne l'Ethiops Martial à la dose de douze ou quinze grains pour diviser les Engorgemens, donner du ressort aux Vaisseaux ; il convient dans les Obstructions du Foie, de la Rate, du Mésentère, dans les Pâles Couleurs, dans les suppressions de Règles, &c.

Ethiops Antimonial.

Prenez Antimoine crud pulvérisé deux parties & une partie de Mercure crud ; en les triturant ensemble, il se forme une poudre noire qui est l'Ethiops Antimonial.

C'est un Remède qui tue les Vers, & qui fond la Lymphe épaissie ; on le donne à la dose de deux grains aux Enfans, & de huit grains aux Adultes, par jour.

Poudre contre le Goëtre.

Prenez Eponge brûlée, Os de sèche, Poivre long, Poivre noir, Gingembre, Canelle, Sel Gemme, Racines de Pyréthre, Pierre-ponze, āā une demi-once, Sucre blanc quatre onces; réduisez le tout en poudre, & mêlez bien exactement.

L'expérience à prouvé la bonté de ce Remède; on le donne à la dose d'un demi-gros ou d'un gros, une ou deux fois par jour.

Poudre Béchique.

Prenez Fleurs d'Arnica en poudre un gros, Antimoine Diaphorétique non lavé, Sucre de Lait, ãã deux gros; mêlez, formez en vingt-quatre doses égales; on en donne une dose, deux ou trois fois par jour, avec une infusion appropriée.

Cette Poudre incisive soulage quelquefois merveilleusement les Poitrines oppressées, & aide l'expectoration.

Poudre Pectorale Incisive.

Prenez Racines d'Iris de Florence en poudre, Racines de Réglisse, ãã six gros, Fleurs de Soufre demi-once, Fleurs de Benzoin demi-gros, Sucre deux onces, Huile essentielle d'Anis ou de Fenouil vingt gouttes; mêlez.

Elle incise & atténue dans les maladies Pituiteuses de la Poitrine; la dose est d'un demi-gros deux fois par jour, avec une infusion appropriée.

Poudre Sternutatoire.

Prenez Feuilles d'Afarum trois parties, Feuilles de Marjolaine une partie; mêlez.

Le nom indique fa vertu.

ÉLECTUAIRES, OPIATES ET BOLS.

On ne devroit donner le nom d'Opiates, qu'aux Electuaires qui contiennent de l'Opium, & conferver celui d'Electuaires à tous les autres; cependant pour ne pas trop nous éloigner de l'ufage, nous conferverons la dénomination impropre d'Opiates à tous les Electuaires.

Opiate Fondante.

Prenez Extraits de Fumeterre, d'Enula Campana, āā une demi-once, Ethiops Minéral, Gomme Ammoniaque, Savon d'Alicanthe, Cloportes pulvérifées, āā deux gros, Extrait de Cigue un gros; avec le Sirop des Cinq Racines, faites un Electuaire, dont la dofe eft d'un gros, deux fois par jour.

Ce remède convient dans les engorgemens des Glandes, dans les Obftructions & les Concrétions Lym-

phatiques ; on en prend une dose le matin à jeun, & l'on boit par-dessus une Décoction de Squine, ou quelque infusion appropriée à la Maladie.

Opiate Fondante Purgative.

Sur chaque dose de l'Opiate précédente ; ajoutez douze grains de Jalap en poudre, six grains de Scammonée, & suffisante quantité de Sirop des Cinq Racines.

Comme l'usage des fondans exige de tems en tems des purgatifs ; on pourra donner cette Opiate, chaque quatre ou cinq jours, pendant l'usage de la précédente.

Opiate Apéritive.

Prenez Racines d'Aristoloche, d'Arum, de Grande Chelidoine en poudre, āā une demi-once, Tartre Vitriolé, Ethiops Martial, āā trois gros, Gomme Ammoniaque, Jalap en poudre, āā deux gros ; faites dissoudre la Gomme Ammoniaque dans l'Oxymel Scillitique, & ajoutez autant qu'il faudra de cet Oxymel pour former une Opiate.

A la dose d'un demi-gros, elle est Apéritive, convenable dans les Obstructions du Foie & de la Rate ; à plus grande dose, elle devient Purgative.

Opiate Apéritive Purgative.

Prenez Electuaire lénitif une once, Ethiops Martial demi-once, Séné mondé, Rhubarbe, Jalap en poudre, Cloportes préparées, āā deux gros, Scammonée un gros, Sel d'Epsom une demi-once; avec le Sirop des Cinq Racines, faites une Opiate.

La dénomination indique sa vertu; la dose est d'un gros.

Opiate Mésentérique.

Prenez Gomme Ammoniaque demi-once, Séné six gros, poudre Cornachine, Rhubarbe, āā trois gros, Mercure doux, Racines d'Arum, Aloès Succotrin, āā deux gros, Limaille de Fer préparée demi-once, Sirop de Pommes composé, quantité suffisante pour former un Electuaire.

Ce remède convient dans les Obstructions du Foie, de la Rate & du Mésentère, quand il faut purger; la dose est d'un demi-gros, jusqu'à deux gros.

Opiate des Dames de Charité.

Prenez Safran de Mars apéritif, Antimoine crud, āā deux gros, Diagrède une once; faites du tout une poudre fine, & ajoutez suffisante quantité de Sirop des Cinq Racines, pour faire une Opiate.

Cette Opiate évacue puissamment les Sérosités, ce qui la rend propre contre l'Hydropisie du Bas-ventre & la Bouffissure universelle appellée Leucophlégmatie ou Anasarque; on la donne encore avec succès dans les Obstructions invétérées.

La dose est depuis un demi-gros jusqu'à un gros.

Opiate des Hydropiques.

Prenez Crême de Tartre deux gros, Jalap un gros; mêlez exactement, en ajoutant suffisante quantiré d'Oxymel Scillitique, pour faire un Electuaire d'une consistance molle.

Il purge les Sérosités par les Selles & par les Urines; on le donne à la dose d'une cuillerée plusieurs fois par jour.

Opiate Laxative.

Prenez Extrait de Casse deux onces, Crême de Tartre demi-once, Sirop de Violettes, quantité suffisante, pour former une Opiate molle que l'on prend par cuillerées.

C'est un moyen doux de lacher le Ventre dans les Constipations, & dans les maladies Chroniques, quelquefois même dans les Maladies aigues, quand on ne peut pas faire boire l'eau de Casse.

Opiate Fébrifuge simple.

Prenez Quinquina une once, Fleurs de Camomille en poudre deux gros; avec le Sirop d'Absinthe, faites une Opiate dont la dose est d'un gros plusieurs fois par jour.

TRILLER y ajoute Nitre dépuré & Diaphoèrtique Martial, āā un gros, en assurant que c'est un Remède infaillible,

On

On la donne dans les Fièvres intermittentes, après avoir fait précéder les purgatifs convenables aux circonstances.

Opiate Fébrifuge Apéritive.

Prenez Quinquina une once, Safran de Mars préparé à la rosée, Extrait de Gentiane, Tartre Vitriolé, āā deux gros, Sel Ammoniac, Rhubarbe en poudre, āā un gros, Sirop d'Absinthe quantité suffisante; la dose est d'un gros quatre fois par jour, avec une Infusion amère.

Elle est destinée à combattre les Fièvres intermittentes opiniâtres, quand on craint les Obstructions, & après avoir suffisamment purgé.

Opiate Fébrifuge Purgative.

Prenez Quinquina en poudre une once, Sel de Glauber, Rhubarbe en poudre, Fleurs de Camomille en poudre, āā deux gros, Jalap, Scammonée en poudre, āā un gros; avec le Sirop d'Absinthe, faites une Opiate.

La dose est d'un demi-gros plusieurs fois par jour, hors de l'accès; elle convient dans les Fièvres intermittentes qui exigent l'union des Purgatifs au Quinquina.

Opiate Fébrifuge Majeure.

Prenez Quinquina en poudre une once, Racines

d'Hellebore noir, Fleurs de Camomille Romaine, āā deux gros, Kermes Minéral six grains, Sel d'Absinthe un gros, Racines de Jalap en poudre un scrupule ; avec suffisante quantité de Miel cuit, faites une Opiate.

Celle-là est destinée pour les Fièvres intermittentes les plus opiniâtres ; on en donne un demi-gros, plusieurs fois par jour.

Opiate Contre Vers.

Prenez Semen Contra, Coralline de Corse, āā une demi-once, Rhubarbe un gros, Mercure doux un demi-gros ; avec suffisante quantité de Sirop d'Absinthe, faites une Opiate.

On peut la rendre *Purgative*, en y ajoutant deux gros de Jalap, Diagrède, Crême de Tartre, āā un gros.

La dénomination indique ses vertus. La dose est d'un demi-gros, ou d'un gros.

Opiate Stomachique.

Prenez Racines de Gentiane, Feuilles de Trifolium-Fibrinum, Bois de Quassia en poudre, āā trois gros, Calamus Aromaticus, Ecorces d'Orange amère, āā deux gros, Canelle un gros, Extrait de Genièvre une once, Opiate de Salomon une demi-once ; mêlez le tout avec suffisante quantité de Sirop d'Absinthe.

On la donne pour fortifier l'Estomac ; la dose est d'un gros tous les matins, avec une infusion appropriée.

Opiate de Rob de Sureau.

Prenez Rob de Sureau une once, Yeux d'Ecrévisses préparés deux gros, Antimoine Diaphorétique non lavé un gros ; avec le Sirop de Pavot rouge, faites une Opiate.

L'usage a destiné ce Remède au traitement des Affections & Fièvres Erésypélateuses ; on en donne un gros deux ou trois fois par jour, avec une tasse d'Infusion de Fleurs de Sureau par-dessus chaque dose.

Opiate contre le Flux.

Prenez Conserve de Kynorrhodon une once, Confection Alkermes, Confection Hyacinthe, āā deux gros, Antimoine Diaphorétique, Rhubarbe en poudre, Nitre purifié, & Myrrhe en poudre, āā un gros ; avec quantité suffisante de Sirop de Coings, faites une Opiate.

On la donne à la dose d'un gros, deux ou trois fois par jour, avec une Infusion appropriée, dans les Flux opiniâtres qui viennent de la foiblesse des Organes de la Digestion.

Opiate Anti-Dyssentérique.

Prenez Bol d'Armenie une once, Gomme Arabique deux gros, Thériaque, Diascordium, āā une demi-once, Sirop de Coings quantité suffisante, pour faire une Opiate.

La dose est d'un demi-gros, plusieurs fois par jour, à la fin des Dyssenteries, & après avoir purgé convenablement.

Confection de Cachou.

Prenez Cachou préparé trois onces, Racines de Tormentille, Noix Muscade, Encens, āā deux onces, Opium un demi-gros; faites dissoudre l'Opium dans du vin d'Espagne; ensuite mêlez le tout avec suffisante quantité de Sirop d'Ecorces d'Oranges, pour faire une Opiate.

On la donne à la fin des Flux, & elle est préférable au Diascordium; la dose est d'un demi-gros plusieurs fois par jour, à la fin des Dyssenteries, & après avoir purgé convenablement.

Opiate Astringente Forte.

Prenez Pierre Hématite préparée demi-once, Quinquina en poudre six gros, Cachou préparé deux gros; faites une Opiate avec le Sirop de Coings.

Elle est destinée pour arrêter les Pertes & autres Hémorrhagies; la dose est d'un demi-gros que l'on réitère selon les circonstances.

Opiate Béchique Adoucissante.

Prenez Conserve de Roses une once, Sucre de Lait trois gros, Beurre de Cacao, Yeux d'Ecrévisses préparés, āā deux gros, Myrrhe choisie un gros; faites une Opiate avec le Miel de Narbonne.

On donne cette Opiate dans les Maladies de Poitrine qui menacent de phtisie; elle adoucit & aide l'Expectoration; on y joint une infusion adoucissante ou Vulnéraire, selon les circonstances; la dose est d'un demi-gros, deux ou trois fois par jour.

Opiate Béchique Incisive.

Prenez Conserve d'Enula une once, Soufre lavé une demi-once, Cloportes préparées, Racines d'Iris en poudre, Succin préparé, Myrrhe, āā un gros, Benzoin un demi-gros, Sirop d'Hissope ou de Lierre-terrestre, quantité suffisante, pour former une Opiate.

Cette Opiate convient dans l'Asthme, dans les Toux glaireuses & Pituieuses, pour aider l'expectoration; on la donne à la dose d'un demi-gros, deux ou trois fois par jour, avec une tasse d'Infusion Vulnéraire, ou de Lierre-Terrestre, ou de Marrube.

Opiate Dépurative.

Prenez Electuaire Lénitif une once, Fleurs de Soufre demi-once, Antimoine préparé, Camomille en poudre, āā deux gros, Miel quantité suffisante, pour faire un Electuaire.

On donne cette Opiate dans la Galle rebelle & les maladies de ce genre, à la dose d'un gros, une ou deux fois par jour, avec une Infusion de Fumeterre, ayant soin de purger de tems en tems.

Opiate Anti-Spasmodique.

Prenez Quinquina en poudre quatre gros, Racines de Pivoine, de Valérienne en poudre, āā deux gros; ajoutez un scrupule d'Esprit Volatil de Corne-de-Cerf; faites une Opiate avec le Sirop de Stæchas.

Elle convient dans les Maladies de Nerfs, à la dose d'un demi-gros, deux fois par jour.

Bol contre la Dyssenterie.

Prenez Ecorce de Simarouba en poudre vingt-quatre grains, Ypécacuanha en poudre douze grains, Thériaque quantité suffisante pour faire un Bol ou deux, pour une dose.

Ce remède détruit la cauſe des Dyſſenteries ; on eſt quelquefois obligé de le réitérer pendant deux ou trois jours.

Bol Emmenagogue.

Prenez Ethiops Martial huit grains, Borax de Veniſe, Aloès Succotrin, Sel d'Abſinthe, āā ſix grains, Safran Oriental quatre grains ; faites un Bol avec le Sirop d'Armoiſe.

Il agite le Sang, & détermine l'Eruption des Règles ; on le preſcrit principalement dans le tems où devroit ſe faire l'Evacuation dans les perſonnes qui ne ſont pas bien réglées, après avoir fait precèder les remedes généraux indiqués en pareil cas ; on peut le réitérer pluſieurs fois.

Bol Anti-Aſthmatique.

Prenez Racines d'Iris de Florence en poudre vingt grains, Fleurs de Soufre, Thériaque, Antimoine Diaphorétique, āā dix grains, Eſprit-de-vin Camphré, quantité ſuffiſante, pour former un Bol, que l'on prendra le matin, avec une Infuſion de Marrube blanc.

Ce remède convient dans l'Aſthme humoral & Pituiteux.

Bol Dépuratif & Purgatif.

Prenez ſix grains d'Ethiops Minéral, douze grains

d'Antimoine crud, dix grains de Jalap & ſix grains de Diagrède; faites un Bol avec le Sirop de Nerprun.

On le donne dans les Maladies de la Peau, avec une infuſion de Fumeterre, & il a ſur l'Opiate dépurative l'avantage de purger; il faut en combiner l'uſage avec celui de cette Opiate.

Bol contre la Fièvre-Quarte.

Prenez Quinquina une demi-once, Sel Ammoniac, Sel d'Abſinthe, āā demi-gros, Tartre Emétique dix grains; avec le Sirop d'Abſinthe, faites trente Bols.

On en donne quatre chaque quatre heures, hors de l'accès.

Cette Formule eſt donnée par les Auteurs de la Pharmacopée des Hôpitaux Militaires.

Bol Purgatif contre le Flux.

Prenez Rhubarbe en poudre, Myrobolans Citrins, āā un demi-gros, Ypécacuanha en poudre ſix grains; faites trois Bols avec le Sirop de Chicorée compoſé.

On donne cette doſe en trois jours, pour arrêter les Flux opiniâtres.

Bol Purgatif.

Prenez Jalap en poudre dix-huit grains, Scammonée six grains, Crême de Tartre douze grains; triturez le tout & ajoutez Sirop de Pommes composé en quantité suffisante, pour former un Bol.

On l'employe pour purger les personnes qui ne soutiennent pas les Médecines liquides; mais il ne convient pas toujours; il faut l'éviter quand on craint d'irriter. Le prix modique rend ce remède usuel pour les Pauvres.

Bol Hydragogue.

Prenez Jalap en poudre trente grains, Scammonée en poudre douze grains, Gomme Gutte six grains, Sel d'Absinthe six grains; faites trois Bols avec le Sirop de Nerprun, pour une dose.

On s'en sert dans l'Hydropisie & quand on veut purger violamment.

Bol Contre Vers.

Prenez Racines de Fougère en poudre une demi-once, Rhubarbe en poudre deux gros, Semen Contra demi-once, Mercure doux vingt grains; avec le Sirop d'Absinthe, faites douze Bols; la dose est de trois Bols par jour.

La dénomination de ce Bol indique ses vertus; on peut augmenter ou diminuer la dose des ingrédients, à proportion de l'âge & de la force du malade.

Bol contre le Tænia, ou Ver Solitaire.

Prenez Panacée Mercurielle, Scammonée préparée, āā dix grains, Gomme Gutte six grains ; réduisez le tout en un Bol, avec suffisante quantité de Confection Hyacinthe.

Ce Remède Purge fortement, & détruit le germe Vermineux.

PILULES.

Pilules de Savon.

Prenez Savon blanc une once, Farine de Lin un gros ; faites des Pilules de trois grains.

Le Savon est Apéritif, Désobstrutif & Diurétique ; il divise, atténue les matières épaissies & engorgées qui causent une infinité de maladies ; il atténue les glaires des Urines & de la Vessie ; combiné avec la graine de Lin, il est plus doux. On donne ces Pilules au nombre de six, douze & même davantage, deux fois par jour avec une Infusion appropriée.

Pilules Scillitiques.

Prenez Savon de Venise une demi-once, Scille sèche, Gomme Ammoniaque, Cloportes pulvériſées, āā deux gros, Nitre, Extrait d'Enula, āā un gros, Oxymel Scillitique quantité ſuffiſante; faites des Pilules de quatre grains.

On s'en ſert pour exciter les Urines & détruire les Obſtructions dans l'hydropiſie; la doſe eſt de quatre, cinq, ou ſix Pilules deux fois par jour.

Pilules Apéritives Douces.

Prenez Extraits de Saponaire, de Taraxacum, Savon, Gomme Ammoniaque quantité égale; avec le Sirop des Cinq Racines apéritives, faites des Pilules de quatre grains.

La doſe eſt de huit Pilules deux ſois par jour, avec une Infuſion appropriée.

Pilules Apéritives Communes.

Prenez Savon blanc ſix gros, Gomme Ammoniaque dépurée, Cloportes préparées, āā deux gros, Extrait d'Aloès, Arum en poudre, āā un gros, Sirop des Cinq Racines quantité ſuffiſante; formez des Pilules de quatre grains.

Les Pilules apéritives douces & les Pilules apéritives communes conviennent dans les Obſtructions du Foie, de la Rate & les maladies qui en dépendent. Elles ne diffèrent que de dégrés; les premières ſont fort douces, les dernières ſont plus actives, afin de se proportionner à l'état de la maladie, & à la constitution du malade.

On donne les dernieres à la même dose que les précédentes.

Pilules Désobstructives.

Prenez Savon blanc une once, Gomme Ammoniaque, Rhubarbe, Terre Foliée de Tartre, Ethiops Martial, āā une demi-once, Diagrède, Mercure doux, āā deux gros, Sirop des Cinq Racines quantité suffisante pour former des Pilules de six grains.

La dose est de quatre, six ou huit Pilules avec l'infusion apéritive; elles ont encore un dégré de plus d'action que les précédentes; elles opèrent des effets très-heureux contre les Obstructions formées, avec empâtement, & qui exigent des purgatifs.

Pilules de Thérébenthine.

Prenez Thérébenthine & poudre de Régliffe quantité suffisante pour former des Pilules de trois grains chacune.

Elles conviennent pour déterger les Ulcères des Reins & des voies Urinaires; la dose sera de quatre Pilules, plusieurs fois par jour.

Pilules de Thérébenthine & de Rhubarbe.

Prenez Thérébenthine de Venise, Rhubarbe en

poudre suffisante quantité pour faire des Pilules de trois grains chacune.

La dose sera comme celle des précédentes, dans la vue de déterger & de fortifier les vaisseaux, quand il y a des écoulemens séreux, opiniâtres, comme les Fleurs blanches simples, &c.

Pilules de Thérébenthine Astringentes.

Prenez Bol d'Arménie préparé, Os de sèche, āā une demi-once, Succin préparé, Mastic, āā deux gros, Rhubarbe un gros, Thérébenthine cuite une once & demie; faites des Pilules de quatre grains avec le Sirop Balsamique.

On s'en sert pour arrêter les écoulemens séreux, quand il n'y a que relâchement des vaisseaux; la dose est d'un scrupule trois fois par jour.

Pilules Stomachiques.

Prenez Aloès, Rhubarbe, āā deux gros, Extraits d'Absinthe, de Chardon béni, de Trifolium-Fibrinum, āā un gros, Myrrhe, Safran, āā demi-gros, Elixir de Propriété quantité suffisante pour faire des Pilules de trois grains chacune.

On les donne dans différentes maladies de l'Estomac & de Digestion qui dépendent des glaires & du défaut d'écoulement, de sécrétion ou d'action de la Bile. La dose sera d'une ou deux Pilules en com-

mençant, que l'on augmentera, ſi elles ne produiſent pas une ſelle ou deux. On les donne auſſi avant le repas, comme les Pilules Ante-Cibum, ou comme les Pilules Angéliques qu'elles remplacent.

Pilules Roborantes.

Prenez Rhubarbe, Caſcarille, Quinquina en poudre, Limaille de Fer prophiriſée, à parties égales du tout, Extrait de Fumeterre ſuffiſante quantité pour faire des Pilules de quatre grains.

La dénomination indique leurs vertus. On les donne dans les maladies Chroniques, quand il ne s'agit que de rendre de la force aux ſolides affoiblis. La doſe ſera de ſix, huit, juſqu'à douze Pilules par jour.

Pilules Chalybées.

Prenez Ethiops Martial une once, Safran Oriental, Canelle, āā deux ſcrupules, Extrait de petite Centaurée deux gros, Sirop d'Abſinthe quantité ſuffiſante; faites des Pilules de ſix grains.

Celles-ci rendent auſſi du ton, & elles portent aux Règles. On les donne avec ſuccès dans les Pâles Couleurs, ſi l'Opiate Emmenagogue eſt trop active. La doſe eſt de huit Pilules tous les matins avec une Infuſion de Safran.

Pilules Bénites de FULLER.

Prenez Extrait d'Aloès, Séné en poudre, āā deux

gros, Sel de Mars deux gros, Assa-Fætida, Galbanum, Myrrhe, āā un gros, Safran, Macis, āā un demi-gros, Huile de Succin vingt gouttes, Sirop d'Armoise quantité suffisante pour former des Pilules de trois grains.

Elles sont appropriées aux maladies de Matrice, quand il s'agit de dégorger ses vaisseaux des Humeurs épaissies & de faire couler les Règles.

On les donne à la dose de douze jusqu'à vingt-quatre & trente grains pendant plusieurs jours.

Pilules Antimoniales.

Prenez Ethiops Antimonial une demi-once, Gomme de Gaiac, Extrait de Fumeterre, āā deux gros; avec l'Elixir de Propriété, faites des Pilules de cinq grains chacune. La dose est de deux Pilules deux fois par jour, avec une Infusion appropriée.

Ce remède est incisif; on le donne dans les Rhumatismes Chroniques, Engorgemens des articulations & des Glandes, Scrophules, &c.

Pilules Dépuratives.

Prenez Mercure doux un gros & demi, Soufre doré d'Antimoine de la troisième précipitation un demi-gros; triturez & mêlez bien exactement, ensuite ajoutez Gomme de Gaiac six gros, & quantité ſuffiſante de Sirop Balſamique pour faire des Pilules de cinq grains chacune.

On donne ce remède dans les mêmes vues que le précédent, mais il eſt plus inciſif ; la doſe eſt d'une ou deux Pilules, pluſieurs fois par jour.

Pilules Aſtringentes.

Prenez Extrait de Quinquina deux gros, Alun purifié, Sang-Dragon, āā un gros; avec le Baume du Pérou, faites des Pilules de trois grains chacune. La doſe eſt d'une ou deux Pilules, une fois ou deux par jour.

Elles ſont deſtinées à arrêter les Hémorrhagies qui exigent des Aſtringents : on peut en augmenter la doſe.

Pilules Purgatives.

Prenez Racines de Jalap en poudre une once & demie, Réſine de Scammonée demi-once. Triturez la Réſine avec vingt Pignons doux ; ajoutez le Jalap ; faites la maſſe avec l'Oxymel ſimple, & diviſez la en Pilules de cinq grains.

La doſe eſt de trois, quatre ou cinq Pilules ; on modère la doſe ſelon l'effet que l'on veut obtenir.

Pilules Hydragogues.

Prenez Aloès Succotrin demi-once, Gomme Ammoniaque

Ammoniaque trois gros, Extrait d'Hellebore noir deux gros, Gomme Gutte un gros, Elaterium un ſcrupule, Sel Alkali du Tartre deux gros; faites avec l'Oxymel Scillitique des Pilules de cinq grains.

Elles ſont fortement Purgatives & Hydragogues, plus ſûres que celles de BONTIUS, *qui ne ſont faites qu'avec l'Aloès, la Gomme Gutte & la Gomme Ammoniaque; les autres ſubſtances ajoutées dans celles-ci les rendent plus apéritives, ce qui fait qu'elles conviennent dans les Obſtructions avec Hydropiſie, ſi la maladie n'eſt pas trop avancée. On donne trois, quatre ou cinq Pilules par jour.*

Pilules Mercurielles.

Prenez Mercure révivifié du Cinnabre une once, Crême de Tartre demi-once, Diagréde, Jalap, ãã une once. On éteint d'abord le Mercure avec la Crême de Tartre & un peu de Sirop, enſuite on ajoute les autres ſubſtances. On forme des Pilules de quatre grains.

On croit que ce ſont-là les fameuſes Pilules de BELLOSTE. *On les employe comme purgatives à la doſe de ſix Pilules, & à la doſe de deux ou trois, comme dépuratives. inciſives & fondantes.*

Pilules Balſamiques.

Prenez Sarcocolle, Gomme Arabique, Myrrhe, ãã deux gros, Suc de Régliſſe une once, Baume du Pérou quantité suffisante ; formez des Pilules de quatre grains chacune.

La dose est de deux ou trois Pilules deux fois par jour, avec une Infusion appropriée. On les donne dans les suppurations intérieures, pour les mêmes indications que les Pilules Balsamiques de MORTON.

Pilules Toniques de BACHER.

Prenez Extrait d'Hellebore noir fait avec le Vin, Extrait de Myrrhe, āā une once, poudre de Feuilles de Chardon béni dix scrupules ; après avoir formé la masse, faites des Pilules d'un grain chacune.

On les prescrit dans les Obstructions & l'Hydropisie ; quelquefois on combine cette masse avec moitié Gomme Ammoniaque. La dose est de six, huit, dix Pilules plusieurs fois par jour, & l'on augmente, ou l'on diminue cette dose, selon les circonstances.

Pilules Aloëtiques.

Prenez Aloès Succotrin une demi-once, autant de Gomme Arabique, Myrrhe, Safran, āā deux gros, Extrait de Fumeterre quantité suffisante ; faites des Pilules de quatre grains.

Quoiqu'elles soient purgatives à grande dose, on s'en sert souvent à petite dose, comme de quelques grains ; pour lors elles fortifient l'Estomac, aident le cours & l'action de la Bile, dégorgent les viscères du

Bas-ventre & font couler les Hémorrhoïdes. Elles remplacent les Pilules Ante-Cibum, & les Pilules Angéliques du Codex de Paris.

LAVEMENS.

Lavement Simple.

Prenez une demi-poignée de Son; faites bouillir dans une livre d'Eau, & paffez la liqueur à travers un linge.

On le donne pour faciliter l'évacuation des groffes matières.

Lavement Emollient.

Prenez Feuilles de Mauve, de Guimauve, de Mercurielle, de Séneçon, du tout une demi-poignée; faites bouillir dans une fuffifante quantité d'Eau, enfuite paffez la liqueur à travers un linge, & ajoutez trois onces d'Huile d'Olives.

Il convient quand il y a Douleur ou Inflammation dans les Inteftins, de même que dans la plupart des maladies aigues.

Lavement Rafraîchiffant.

A la Décoction Emolliente ci-deffus, ajoutez

deux cuillerées de Vinaigre & un gros de Nitre.

La dénomination indique ses vertus.

Lavement de Casse.

Prenez quatre onces de Casse en bâtons; après l'avoir concassé, faites la bouillir dans suffisante quantité d'Eau pour un lavement; passez la Décoction par un linge, & ajoutez y un gros de Nitre.

Il purge doucement & rafraîchit. On l'employe surtout dans les Fiévres Bilieuses & Putrides.

Lavement Emollient & Purgatif.

Prenez une suffisante quantité de Décoction Emolliente; délayez y une once d'Electuaire lénitif, deux onces de Miel Mercuriel, & un gros de Nitre.

On employe ce Lavement pour exciter un Ventre trop paresseux, ou pour aider l'action d'un purgatif trop lent, ou pour préparer à de plus grandes évacuations, en vuidant les gros Intestins des matières qui y séjournent.

Lavement Purgatif.

Prenez deux gros de Séné; faites cuire dans une

ſuffiſante quantité de Décoction Emolliente ; paſſez la liqueur & délayez y une once de Lénitif & un gros de Nitre.

On l'employe quand il faut un peu ſolliciter les Entrailles & purger.

Lavement Purgatif Majeur.

Prenez demi-once de Séné ; faites cuire dans ſuffiſante quantité de Décoction Emolliente ; paſſez la liqueur & ajoutez y une once de Diaphénic ou quatre onces de Miel Mercuriel & un gros de Nitre.

Celui-ci a encore un peu plus d'action que le précédent.

Lavement Irritant.

Prenez demi-once de Séné, & autant de Sel commun ; faites bouillir dans ſuffiſante quantité d'Eau pour un Lavement, & ajoutez, après avoir paſſé la liqueur, deux onces de Vin Emétique trouble, & même plus, ſi on le preſcrit.

Il convient pour ſolliciter les évacuations du Ventre dans les affections Léthargiques & Comateuſes. On l'employe auſſi dans la Colique des Peintres, & pour lors on y ajoute trois onces d'Huile de Noix.

Lavement de Savon.

Prenez une chopine de Décoction Emolliente ;

faites y dissoudre un gros de Savon, & ajoutez une cuillerée d'Huile d'Olives.

Le Savon donne une qualité Stimulante ; on peut augmenter ou diminuer cette vertu en diminuant ou augmentant la dose de Savon.

Lavement de Tabac.

Prenez environ une once de Feuilles de Tabac sèches ; faites cuire dans trois demi-chopines d'Eau, à la réduction du tiers ; coulez la liqueur, en exprimant fortement.

On le donne dans les Apopléxies, & dans les affections Soporeuses. On s'en sert aussi pour rapeller les Noyés à la vie, dans la vue de solliciter le mouvement Peristaltique des Intestins.

Lavement Anodin.

Prenez Feuilles de Verbascum, ou des espèces Emollientes une poignée, deux pincées de Graine de Lin, Têtes de Pavot deux gros ; faites bouillir dans suffisante quantité d'Eau ; passez la liqueur & ajoutez deux onces d'Huile d'Amandes douces & deux gros de Diascordium, ou bien deux grains d'extrait Aqueux d'Opium, ce qui vaut mieux.

Il est destiné à calmer les douleurs de Colique, &

les Irritations de la Dyssenterie, après avoir fait précéder les Remèdes généraux.

Lavement Anodin avec le Lait.

Prenez une livre de Lait de Vache écrêmé, deux Jaunes d'Œuf; faites un Lavement.

Si on veut y ajouter quelques gouttes de Laudanum liquide, on en prescrira la quantité.

Il est très-propre pour les affections Dyssentériques, & pour calmer les Irritations des Entrailles.

Lavement Anti-Dyssentérique.

Prenez la Décoction de deux onces de Racines de Grande Consoude & de deux gros de Graine de Lin, réduite à une livre; faites y dissoudre une once de Suif, deux scrupules de Gomme Adragante, & un Jaune d'Œuf.

Il est adoucissant.

Lavement Anti-Dyssentérique Anodin.

Prenez la Décoction précédente; délayez y un Jaune d'Œuf & un gros de Diascordium.

Les dénominations de ces deux Lavemens font connoître les indications auxquelles ils sont destinés.

Lavement Aſtringent.

Prenez une livre d'Eau ; faites y bouillir pendant un quart d'heure Racines de Tormentille demi-once, Feuilles de Plantain, de Renouée, d'Argentine, Fleurs de Grenades, du tout à parties égales une bonne poignée ; après avoir bouilli paſſez la liqueur.

On le donne dans les anciens cours de Ventre, les Dyſſenteries invétérées, les Incontinences d'Urine, &c. qui viennent de relâchement.

Lavement Carminatif.

Prenez Décoction Carminative du Codex de Paris p. 20. quantité ſuffiſante pour un Lavement ; délayez y Huile de Camomille ou de Lys blanc une once, un gros de Philonium Romain.

Pour expulſer les Vents, quelquefois il faut employer les relâchans & les calmans, quelquefois il faut irriter & ſolliciter les évacuations du ventre, parce que les matières deſſéchées arrêtent les Vents. Ce Lavement eſt deſtiné pour la première indication.

Lavement Tonique.

Prenez Quinquina, Noix de Galle, āā demi-once, Eſpèces Carminatives deux onces ; faites bouillir dans suffisante quantité d'Eau, & passez.

On le prescrit pour rétablir le ton des fibres des Intestins, quand elles sont relâchées ; par-là il convient dans les incontinences d'excrétion de Ventre & d'Urine, dans la Timpanite qui vient d'Atonie des Parois des Intestins, à la suite de quelques Flux, &c.

Lavement Carminatif de M. GODART.

Prenez Espèces de la Décoction Carminative du Codex une poignée, une once de Noix de Galle; faites la Décoction pour un Lavement.

Il est réellement Carminatif, quand les Vents sont joints à l'Atonie des parois des Intestins. On l'employe dans la Timpanite.

Lavement contre la Colique Néphrétique.

Prenez une chopine de Décoction Emolliente ; ajoutez une once de Thérébenthine dissoute dans un Jaune d'Œuf & deux onces d'Huile de Noix.

Ce Lavement calme les douleurs & provoque l'excrétion des Urines.

Lavement Hystérique.

Prenez une livre de Décoction faite avec Feuilles de Rhue, de Matricaire, d'Armoise, d'Absinthe, de Marrube & de Sabine, à parties égales, du tout une poignée; paſſez la liqueur & ajoutez quatre onces de Miel Mercuriel.

Il convient dans les affections vaporeuſes des Femmes, dans la ſuppreſſion des Règles. Il excite, ou il aide leur Eruption.

Lavement Contre Vers.

Prenez Racines de Fougère mâle une once, Feuilles & Fleurs d'Abſinthe, de Tanaiſie, de Marrube, à parties égales, du tout une poignée; faites en la Décoction, & après l'avoir paſſé, ajoutez deux onces d'Huile d'Amandes amères.

Ce Lavement tue les Vers qui ſont dans le bas des gros Inteſtins, & en procure l'évacuation avec celle des matières glaireuſes qui les accompagnent.

Lavement de Lait avec les Contre Vers.

Prenez ſuffiſante quantité de Lait de Vache; ajoutez y deux Jaunes d'Œufs, deux onces de Sucre & deux gros de Thériaque.

Ce Lavement attire les Vers des premières voies dans les gros Inteſtins; en même tems on donne par la Bouche un Médicament qui les évacue fortement.

Lavement Anti-Putride.

Prenez Quinquina une demi-once, Feuilles de Scordium une demi-poignée; faites bouillir dans ſuffiſante quantité d'Eau pour un Lavement; paſſez la Décoction, & ajoutez quinze grains de Camphre diſſouts dans deux onces de Vinaigre.

Il convient dans les Fièvres Putrides malignes, ſi l'on craint la diſſolution Putride & Gangréneuſe.

Lavement Anti-Putride & Purgatif.

Prenez Quinquina une demi-once, Pulpe de Caſſe une once, Tanaiſie, Camomille, āā une demi-poignée; faites bouillir dans une ſuffiſante quantité d'Eau; enſuite paſſez la liqueur & ajoutez un gros de Nitre.

On peut y ajouter depuis un grain juſqu'à ſix d'Emétique, ſi on le preſcrit.

On le donne auſſi dans les Fièvres Putrides malignes, quand on veut ſolliciter les évacuations, & corriger en même tems la putridité qui ſe développe dans le Bas-ventre.

Lavement Balſamique.

Prenez Thérebenthine deux gros; triturez la avec un Jaune d'Œuf, & délayez le tout dans une Infuſion de Graine de Lin pour deux Lavemens.

Ce Lavement déterge & adoucit les Ulcérations qui restent quelquefois dans l'Intestin rectum, après les Dyssenterie.

Lavement Fébrifuge.

Prenez une ou deux de Têtes de Pavot blanc, du Quinquina concassé une once; faites bouillir dans trois demi-chopines d'Eau, à la réduction d'une chopine, ensuite passez la liqueur, pour un Lavement.

Il est des circonstances ou l'on est obligé de recourir à ce moyen de donner du Quinquina, & il réussit pour guérir les Fièvres intermittentes, quand le Quinquina est indiqué.

Suppositoire.

Prenez Miel une demi-once; mêlez avec un gros de Sel Marin, & faites cuire en consistance assez solide pour introduire dans l'Anus.

On en forme encore avec un morceau de Savon, ou avec du Suif trituré avec du Sel, ou on introduit une tige de Poreau.

On aide quelquefois par-là l'excrétion des matières fécales arrêtées.

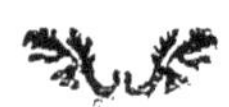

GARGARISMES.

Gargarisme Commun.

Prenez Orge mondé, Racines de Guimauve, āā une once ; faites cuire doucement dans deux livres & demie d'Eau, à la réduction de deux livres ; ajoutez à la colature deux onces de Sirop de Mûres & autant d'Oxymel simple.

On s'en sert dans les maux de Gorge, pour aider la résolution & pour exciter le dégorgement des Glandes salivaires & des Amygdales.

Gargarisme Emollient.

Prenez Racines de Guimauve une once, six Figues grasses ; faites cuire dans une chopine d'Eau, versez la liqueur & ajoutez une demi-chopine de Lait.

Il convient dans les maux de Gorge douloureux & inflammatoires.

Gargarisme Déter si f.

Prenez une once d'Orge entier ; faites cuire dans deux livres & demie d'Eau, à la réduction de deux livres; ajoutez sur la fin Feuilles de Ronce & d'Aigremoine, āā une poignée; mêlez dans la colature deux onces de Miel Rosat, & de l'Esprit de Vitriol, jusqu'à agréable acidité.

Ce Gargarisme néttoye la Gorge, & la débarasse des Mucosités qui surchargent les Organes de la Déglutition. Il convient donc dans les maux de Gorge pituiteux, & dans les inflammatoires, quand l'inflammation & la douleur seront diminuées.

Gargarisme Astringent.

Prenez Fleurs de Grenade une once; faites cuire dans suffisante qantité d'Eau, à la réduction d'une livre; ajoutez à la fin Feuilles de Roses rouges une demi-poignée; après avoir passé la liqueur, faites y fondre un gros d'Alun & une once de Sirop de Coings.

On employe celui-ci pour corriger le relâchement des Vaisseaux & des Glandes de la Gorge, lorsqu'elles sont abreuvées de trop de sérosité.

Gargarisme Anti-Scorbutique.

Prenez l'Infusion de l'Apozème Anti-Scorbutique, & sur une livre de cette Infusion, ajoutez une once d'Esprit de Cochlearia, un gros d'Esprit de Sel & une once & demie d'Oxymel simple.

Il est très-efficace pour déterger & nétoyer les Ulcères Scorbutiques de la Bouche & de la Gorge.

Gargariſme Anti-Septique.

Prenez Quinquina trois gros ; faites bouillir dans ſuffiſante quantité d'Eau, à la réduction d'une demi-livre; ajoutez Eſprit de Sel deux ſcrupules, Oxymel ſimple une once.

On l'employe dans les maux de Gorge gangréneux.

Collutoire Odontalgique.

Prenez Racines de Pyrethre deux gros, Sel Ammoniac un gros, Extrait d'Opium un grain, Vinaigre, Eau diſtiée de Lavande, āā deux onces; après avoir mêlé le tout, faites infuſer pendant quelques heures, & paſſez la liqueur.

On s'en ſert pour gargariſer la Bouche dans les douleurs de Dents, & pour corriger la carie.

COLLYRES.

Collyre Tempérant.

Prenez ſix Amandes; faites une Emulſion avec huit onces d'Infuſion de Racines de Guimauve.

On en baſſine ſouvent les yeux dans les inflammations.

Collyre Anodin.

Prenez Infusion de Graines de Lin & de Psyllium six onces; faites y infuser quinze grains de Safran Oriental, & quatre grains d'Extrait d'Opium.

On l'employe dans les inflammations des Yeux accompagnées de douleurs.

Collyre Résolutif.

Prenez Sel Ammoniac trois grains, Sel de Saturne deux grains; faites dissoudre dans une demi-livre d'Infusion de grande Chélidoine.

Il convient dans les Ophtalmies opiniâtres accompagnées d'engorgement des Vaisseaux.

Collyre Astringent.

Prenez Trochisques de blanc Rhasis un demi-gros, Vitriol blanc six grains, Sel de Saturne douze grains; faites fondre dans six onces d'Eau de Roses.

On l'employe quand il y a relâchement des vaisseaux des Paupières.

Collyre pour rétablir la Cornée & la Conjonctive relâchées.

Prenez Alun crud demi-once, dissolvez dans six onces d'Eau de Plantain.

On

On laisse tomber quelques gouttes de ce Collyre dans l'Œil, pour rendre de l'action aux Vaisseaux relâchés.

Collyre Détersif.

Prenez six onces d'Infusion de Fleurs d'Hypéricum; ajoutez Teinture de Myrrhe & d'Aloès un gros; délayez Iris en poudre un gros.

On s'en sert pour déterger les plaies des Yeux & des Paupières.

Collyre Rongeant.

Prenez Sel Ammoniac deux scrupules, Verdet cristallisé quatre grains; faites dissoudre dans une demi-chopine d'Eau de Chaux.

Celui-là est employé pour ronger les Chairs fongueuses.

Collyre Sec.

Prenez Iris de Florence en poudre, Sucre Candi & Tuthie aussi en poudre, āā un demi-gros, Vitriol blanc quinze grains; mêlez le tout.

On souffle cette Poudre dans l'Œil avec une plume, pour détruire des Chairs fongueuses.

Poudre Ophtalmique.

Prenez Sucre blanc, Bol blanc ou rouge, Crême de Tartre, du tout à parties égales, & faites une poudre très-subtile.

L'Auteur de ce Rèmede (M. BALDINGER) *le recommande comme un spécifique pour enlèver les Tâches ou Taiés formées sur les Yeux. Il faut*, dit-il, *l'introduire doucement dans l'Œil, sans souffler. Applicatur absque irritatione & absque flatu, imprimis quotidiè parva portio hujus pulveris. Sanat certissimè conitnuato usu, ad miraculum sane, oculum panno crassiori obscuratum & visum restituit. Juvit in desperato casu ubi vix expectassem. Pellis certe ex variolis superstes hoc pulvere in integrum consumitur. Vidi sœpius & plusquam centies ejus effectus salutares antequam innotesceret mihi ejus compositio.... Tantum abest ut ab ejus usu oriatur oculi inflammatio, ut potius præsentem Ophtalmiam tollat, &c.*

Collyre de Lanfranc.

Prenez Orpimant deux gros, Verdet un gros, Myrrhe, Aloès, āā deux scrupules; après les avoir bien mêlé, ajoutez seize onces de Vin blanc, trois onces d'Eau de Roses & autant d'Eau de Plantain.

Quoiqu'on lui donne le nom de Collyre, on s'en

ſert rarement pour les maladies des Yeux, mais plus ſouvent pour déterger les Ulcères vénériens ; on en poſe quelques gouttes avec un pinceau.

Injection Auriculaire Déterſive.

Prenez Feuilles de Rhue une poignée ; faites infuſer dans ſix onces d'Eau de Fontaine bouillante ; enſuite paſſez la liqueur & ajoutez à la colature demi-gros d'Eſſence de Myrrhe & ſix gros de Miel Roſat.

On injecte cette liqueur pour déterger les Ulcères du Méat auditif.

AUTRES REMÈDES EXTERNES D'UN USAGE HABITUEL.

Sinapiſme.

Prenez Mie de pain quatre onces, Graines de Moutarde en poudre deux onces, Sel Marin demi-once ; ajoutez ſuffiſante quantité de Vinaigre pour faire un Cataplaſme.

On l'applique aux Pieds pour rappeller quelque humeur Goutteuſe, ou Rhumatique dévoiée, de même que pour débaraſſer la Tête ou la Poitrine dans différentes maladies. On donne auſſi des Bains de Pieds dans leſquels on met quelques onces de Sel Marin.

Emplâtre Véſicatoire.

Prenez Cire jaune deux onces, Poix blanche, Thérébenthine, āā ſix onces; on fait liquéfier ces matières enſemble, on les tire hors du feu & on les agite juſqu'à ce qu'elles commencent à ſe figer; alors on y mêle les poudres ſuivantes, Cantharides quatre onces, Euphorbe en poudre quatre gros. On mêlange le tout bien exactement, & on en forme des Magdaléons que l'on conſerve pour l'uſage.

Pour s'en ſervir, il faut l'étendre ſur un linge, enſuite le ſaupoudrer de Cantharides, & avant de l'appliquer on lave avec du Vinaigre la partie ſur laquelle on l'applique.

Il n'eſt pas poſſible de déterminer toutes les circonſtances où l'application de cet Emplâtre convient dans les maladies Aigues & Chroniques; il ſuffit de dire qu'après qu'il aura été appliqué pendant huit ou dix heures, il faut enlever l'Epiderme & enſuite entretenir la ſuppuration avec l'Onguent de la Mère.

Pâte Epiſpaſtique.

Prenez Levain bien fort deux onces, poudre de Cantharides trois gros; mêlangez ces ſubſtances bien exactement, & avec l'Onguent de la Mère;

faites un Emplâtre dont vous diminuez la force en augmentant la quantité d'Onguent de la Mère.

On employe cette Pâte comme l'Onguent des Carmes, pour soutenir la suppuration plus longtems que celle d'un Vésicatoire, dans des maladies Chroniques.

On peut faire aussi des Exutoires avec l'Euphorbe, & avec la seconde Ecorce de Bois Gentil ou Sain-bois; il est même facile d'en faire des Pommades.

Onguent Détersif pour la Galle.

Prenez Graisse de Porc quatre onces, Fleurs de Soufre une once & demie, Sel Ammoniac crud deux gros; faites un Onguent.

Le nom indique l'usage.

Onguent Dessicatif pour la Galle.

Prenez Graisse de Porc une livre, Alun brûlé quatre onces, Fleurs de Soufre deux onces; mêlez le tout exactement.

Ces deux Onguens ne diffèrent que parce que le dernier est plus dessicatif que le premier. On ne les employe ni l'un ni l'autre qu'après avoir fait précèder les Remèdes généraux nécessaires en pareil cas.

Liniment Volatil.

Mêlez enſemble parties égales d'Eſprit Volatil de Sel Ammoniac & d'Eau-de-Vie.

On en frotte les environs des parties enflammées quand l'inflammation eſt dans l'intérieur, pour la rappeller à l'extérieur, & ſi elle ménace de Gangrène.

Topique de Verveine.

Prenez deux ou trois poignées de Verveine découpée que vous ferez cuire dans du Vinaigre, pour appliquer chaudement.

Il réſout aſſez efficacement les points douloureux.

Topique d'Avoine.

Prenez trois ou quatre poignées d'Avoine que vous ferez cuire en l'arroſant de Vinaigre, juſqu'à ce qu'elle ſoit crevée; mettez le tout dans un ſachet, & appliquez chaudement.

On s'en ſert comme du précédent contre les Points ou douleurs fixes Rhumatiſmales.

Topique contre les Points.

Prenez des Etoupes que vous étendrez ſur une

Aſſiette; verſez deſſus un blanc d'Œuf que vous ſaupoudrerez avec du Poivre & que vous arroſerez avec de l'Eau-de-Vie; mettez enſuite ſur des Cendres chaudes, & quand il ſera bien chaud, appliquez le.

Ce Topique eſt auſſi réſolutif; il fait Suer.

Fomentation Emolliente.

Prenez Feuilles de Guimauve, de Mauve, de Seneçon, de Pariétaire, de Bouillon blanc, de Mercuriale, du tout à parties égales, que vous jetterez dans deux pintes d'Eau bouillante; après avoir ſuffiſamment infuſé, vous paſſerez la liqueur.

On employe cette fomentation en y trempant des Linges ou des Flanelles, pendant qu'elle eſt encore chaude, & on les applique ſur le Bas-ventre ou ſur les différens viſcères attaqués d'inflammation.

Fomentation Réſolutive.

Prenez Fleurs de Sureau, de Melilot, de Camomille, āā une poignée, Semences de Fenugrec, de Cumin, Baies de Laurier, āā une once; faites bouillir dans ſuffiſante quantité d'Eau & paſſez.

On applique cette fomentation pour réſoudre les inflammations, en atténuant & diviſant les humeurs engorgées.

Fomentation contre la Gangrène.

Prenez Quinquina concassé une once; faites bouillir dans quarante huit onces d'Eau, à la réduction de trente-deux; ajoutez Fleurs de Camomille Romaine, Feuilles de Scordium, de Tanaisie, āā une demi-once; passez ensuite la liqueur après avoir laissé infuser ces espèces, & ajoutez Esprit-de-Vin Camphré deux onces, Sel Ammoniac une once.

On peut l'employer sans Esprit-de-Vin ni Sel; mais avec cette addition, elle a plus de vertu Anti-Septique. On en humecte les parties ménacées ou attaquées de Gangrène sèche ou humide.

Fomentation Froide.

Prenez cent-vingt onces d'Eau de Fontaine, douze onces de bon Vinaigre, demi-once de Nitre purifié, deux onces de Sel Ammoniac; mêlez.

SCHMUCKER & PLENCK, conseillent cette Fomentation appliquée froidement contre les Blessures du Cerveau avec commotion & sur les Hernies étranglées. Mais il faut un homme de l'Art pour juger les circonstances.

Sachets contre l'Erésipelle.

Prenez des Farines résolutives & des Fleurs de

Sureau hachées à parties égales ; mettez les dans un ſachet couſu & piqué en matelas, enſuite chauffez les & appliquez les ſur les Eréſipelles.

On humecte auſſi les Eréſipelles avec l'infuſion de Fleurs de Sureau, quand il y a beaucoup d'inflammation ; mais les ſachets ſont plus réſolutifs.

Cataplaſme Emollient.

Prenez les Herbes des Fomentations Emollientes, Racines de Guimauve deux onces ; faites les cuire dans une ſuffiſante quantité d'Eau commune juſqu'à ce que le tout ſoit réduit en une eſpèce de pâte que vous pilerez & que vous paſſerez par le tamis, pour en faire le Cataplaſme Emollient.

Ce Cataplaſme amollit les Tumeurs & calme les Douleurs. On l'applique chaudement & on le renouvelle ſouvent.

Cataplaſme de Mie de Pain.

Prenez Mie de Pain de Seigle une livre, poudre de Fleurs de Melilot, de Sureau, āā deux onces ; faites bouillir dans quarante-huit onces de Lait en conſiſtance de bouillie.

Il relâche & adoucit.

Cataplasme de Farine de Lin.

Prenez Mie de Pain de Seigle imbibée de Lait six onces, trois Jaunes d'Œufs, Safran en poudre deux gros, Farine de Graine de Lin quantité suffisante pour faire un Cataplasme.

Ces Cataplasmes sont maturatifs & aident la suppuration. On peut encore leur donner plus d'efficacité en y faisant entrer de la Pulpe d'Oignons cuits, du Levain, du Basilicum, de l'Huile de Lis, &c.

Cataplasme Résolutif.

Prenez des quatre Farines résolutives quantité suffisante; ajoutez Eau Végéto Minérale de Goulard, autant qu'il en faut pour faire un Cataplasme.

On peut encore former d'autres Cataplasmes avec les espèces résolutives & les espèces Aromatiques, que l'on cuit dans du gros Vin rouge, ou du Vin aromatique.

Cataplasme Maturatif.

Prenez Feuilles d'Oseille, de Poirée, āā une poignée, un Oignon de Lys, ou un Oignon commun; faites cuire le tout sous les cendres chaudes; pilez les dans un mortier.

On peut y ajouter du vieux Levain, ou du Vieux Oing, ou de l'Onguent de la Mère, ou de l'Onguent Basilicum une once.

Il avance singulièrement la suppuration des Tumeurs inflammatoires.

Cataplasme Résolutif pour les Tumeurs Schirreuses.

Prenez Graines de Lin, Ciguë pulvérisée parties égales; faites cuire dans huit fois le poids d'Eau ou de Lait à la consistance de bouillie.

Le nom indique ses vertus.

Cataplasme Anodin.

Prenez Feuilles d'Althéa quatre poignées, Feuilles de Pavot blanc une poignée, Feuilles de Jusquiame une demi-poignée; faites bouillir dans une suffisante quantité de Lait à la consistance de bouillie, ajoutez deux onces d'Huile de Lin & une once de Farine de Semences de Lin; mêlez exactement.

Il calme les Douleurs.

Cataplasme Anti-Septique.

Prenez Racines d'Angélique & d'Aristoloche

ronde, āā deux onces, Sommités de Scordium; Feuilles d'Abſinthe, Fleurs de Millepertuis, à parties égales du tout une poignée; faites bouillir dans de l'Eau en ſuffiſante quantité pour faire une bouillie; ajoutez Baies de Genièvre en poudre, demi-once; paſſez par un tamis & faites un Cataplaſme.

On peut encore y ajouter du Quinquina, de l'Aloès, de la Myrrhe, de la Thériaque, de l'Huile de Thérébenthine, ou d'Hypéricum, ſelon les circonſtances.

On employe les Cataplaſmes compoſés de ces ſubſtances pour empêcher & arrêter la Gangrène.

Cataplaſme pour Fondre les Loupes.

Prenez Thérébenthine de Veniſe, Huile Roſat, Huile d'Olives, āā une once, Miel commun quatre onces, Farine de Froment bien fine deux onces, deux Jaunes d'Œuf frais; il faut dé[illegible]yer le tout enſemble ſans feu & faire un Cataplaſme que l'on applique à nud ſur la Tumeur en changeant deux fois par jour, & nétoyant chaque fois la Tumeur avec du Vin rouge.

Ce Remède a détruit des Loupes qui avoient réſiſté à tout autre Remède, en les faiſant fondre & ſuppurer ſans douleur.

Emplâtre Résolutif ou Fondant.

Prenez Gomme Ammoniaque une livre; faites diſſoudre dans trois livres de Suc de Cigue & cuire le tout à un feu modéré à la conſiſtance d'Emplâtre mol; ajoutez ſur la fin quatre onces de Savon de Veniſe.

Le nom indique ſes vertus. On l'applique ſur les Tumeurs lentes.

Emplâtre Attractif.

Prenez Poix de Bourgogne, Thérébenthine de Veniſe, āā une once, Semences de Moutarde, Racines de Pyrethre, āā deux gros, Euphorbe deux ſcrupules; après avoir fait fondre la Poix & la Thérébenthine, ajoutez y les Poudres.

Il attire la ſuppuration fortement.

Emplâtre Herpétique.

Prenez Minium en poudre quatre onces, Huile d'Olives dix onces, Eau commune cinq onces; faites cuire doucement dans un vaiſſeau de cuivre, en agitant le mêlange avec une ſpatule de bois, juſqu'à ce qu'il prenne une couleur noire, & qu'il acquière la conſiſtance d'Emplâtre; pour lors ajoutez deux onces de Poix noire, ſept onces de Cire jaune; quand le tout eſt bien fondu & bien mêlé, éloignez du feu, & quand le mêlange ſera à demi refroidi, ajoutez trois onces de Mercure précipité rouge, pour former l'Emplâtre.

On l'employe pour guérir les Dartres & autres maladies de la Peau, avec les précautions convenables.

Onguent contre les Engelures.

Prenez Cérat une once, Alcali-volatil Fluor un gros; mêlez pour en frotter les Engelures qui ne ſuppurent pas.

Onguent Verd contre les Dartres.

Prenez Cire neuve, Poix de Bourgogne, Poix Réſine, āā quatre onces, Beurre bien frais douze onces, Verd de Gris pulvériſé deux gros; faites fondre, & mêlez le tout doucement.

Des obſervations répétées ont fait donner ce Remède comme très-utile dans le traitement des Dartres; mais on ne doit s'en ſervir qu'après avoir fait précéder tous les Remède internes que cette maladie exige.

Onguent pour les Hémorrhoïdes.

Prenez Onguent Populeum une once, Baume tranquille une demi-once; mêlez le tout avec un blanc d'Œuf, & ajoutez un gros de Laudanum liquide.

On en humecte plusieurs fois par jour les Hémorrhoïdes douloureuses.

Onguent contre les Poux.

Prenez Semences de Cevadille, Semences de Moutarde, āā trente onces, Racines d'Hellebore blanc, Racines de Pyrethre, āā deux onces; après avoir réduit ces substances en poudre, mêlez les avec cinq livres de Graisse de Porc.

Pommade contre la Teigne.

Prenez du Beurre frais & des Graines de Genièvre q. v. Ecrasez les Baies dans un mortier, & mêlez avec le Beurre; ensuite mettez le tout dans un vaisseau bien fermé & tenez le vaisseau dans un Four échauffé jusqu'à ce que le tout soit réduit en Pommade que vous passerez par un linge; vous vous en servirez pour frotter la Tête, après avoir coupé les cheveux.

Opiate pour les Gencives.

Prenez Pierre-ponce, Yeux d'Ecrévisses, Crême de Tartre, āā une once, Alun brûlé quatre scrupules, Corail rouge préparé demi-once, Myrrhe choifie un gros, Racines d'Iris de Florence deux gros, Cochenille triturée avec un fcrupule de Sel de Tartre un gros, Huile de Gérofle quinze gouttes, Miel Rofat quantité fuffifante pour faire une Opiate.

On en prépare une plus fimple avec Graines de Kermès en poudre, Corail rouge préparé, Alun de Roche, āā deux gros; faites cuire avec fuffifante quantité de Miel Rofat, en confiftance d'Electuaire.

Emplâtre contre les Cors-aux-Pieds.

Prenez Diachylum une demi-once, Poix navale une once; faites les fondre & ajoutez Galbanum deux onces, Verd de Gris, Sel Ammoniac, āā deux fcrupules.

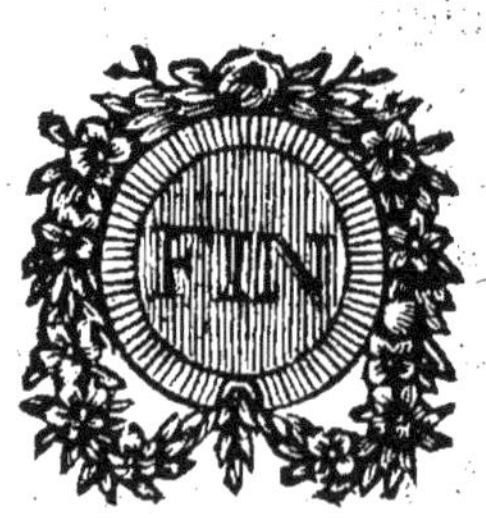

NOTE

Sur la suite de cet Ouvrage.

J'Avois imprimé cette Pharmacopée jusqu'ici, & je croyois avoir rempli mon but, lorsque l'Imprimerie du Sieur *Hæner* fut réduite en cendres, le 15 Octobre 1784. Ce malheureux événement a suspendu l'impression de l'Ouvrage pendant plusieurs mois, & ce retard m'a donné le tems de le communiquer à mes Confrères, & à ceux qui pouvoient le juger, pour avoir leurs avis. J'ai pu moi-même revenir sur mon travail, le comparer avec d'autres Pharmacopées, & par-là en connoître les fautes & les omissions. Ce sont ces défauts que j'ai tâché de réparer dans le Supplément qui suit. Le Lecteur voudra bien ajouter & corriger les Formules qui sont annotées dans les observations suivantes, & me pardonner cette imperfection dictée par le désir de mieux faire.

OBSERVATIONS

Sur la Composition des Médicamens, avec des Corrections & Additions à faire à quelques unes des Formules précédentes.

TISANES, page 5.

Les Tisanes sont des décoctions ou infusions aqueuses, qui servent de boisson ordinaire aux malades. On les compose avec les racines, les bois, les fruits, les semences, les écorces, les fleurs & les feuilles des plantes. Quelquefois on y ajoute des médicamens tirés des minéraux & des animaux. L'eau se charge des principes extractifs, mucilagineux, gommeux, &c., qui y sont contenus; en conséquence, l'ébullition doit être proportionnée à la ténacité du principe que l'on veut obtenir. On doit rendre les Tisanes le moins désagréables qu'il est possible, afin de ne point dégoûter le malade : pour cela, il faut qu'elles ne soient pas trop chargées des principes des médicamens. J'ai joint aux Tisanes quelques boissons dont on fait usage comme des Tisanes.

Addition à l'article des Tisanes.

Tisane de Graine de Lin.

Prenez Tisane commune quatre livres, Graine de Lin enfermée dans un nouet, un gros; faites infuser pendant un quart d'heure à chaud.

C'est une boisson adoucissante, emploiée principalement dans les irritations des voies urinaires.

Tisane de grande Consoude.

Prenez Racine sèche de grande Consoude coupée & effilée, deux gros; faites bouillir pendant un quart d'heure dans quatre livres de Tisane commune.

Elle est plus douce que la Tisane Astringente prescrite, page 7.

INFUSIONS AQUEUSES, page 10.

Le but de l'infusion, comme de la décoction, est de faire passer dans la liqueur la vertu des substances que l'on fait infuser. On emploie ce moyen doux, si le principe que l'on veut obtenir, léger & volatil, peut se dissiper par l'ébullition. Il y a même des infusions qui ſe font ſans feu, mais pour lors il faut qu'elles ſoient continuées plus longtems ; & celles qui exigent de la chaleur doivent digérer plus ou moins de tems, ſuivant la nature des ſubſtances infuſées. Nous ne comprenons dans cet article que les infuſions faites dans l'eau, & qui, par conſéquent, ne contiennent que les principes volatils, ou facilement ſolubles dans l'eau, que l'ébullition des mêmes ſubſtances diſſiperoit, ce qui changeroit la nature du médicament. De-là l'infuſion & la décoction de la même plante n'ont pas toujours la même vertu, & il eſt important de diſtinguer les ſubſtances que l'on fait infuſer & celles qui doivent bouillir.

Infuſion Pectorale, page 10.

Corrigez Feuilles de Capillaires, Fleurs de Tuſſilage, &c.

Addition à l'article des Infuſions aqueuſes.

Infuſion contre la Paralyſie.

Prenez Racine de Raifort ſauvage rapée ; Graines de moutarde pilées, aa quatre onces, Ecorce extérieure jaune d'oranges amères une once ; faites infuſer pendant vingt-quatre heures dans deux pintes d'eau bouillante, le vaisseau étant bien couvert.

On peut donner, dit M. Buchan, *une tasse de cette infusion échauffante & stimulante, trois ou quatre fois par jour, dans les attaques de paralysie, qui demandent des remédes de ce genre. Elle excite l'action des solides, provoque les urines; & si le malade est tenu chaudement, elle favorise la transpiration; cette infusion est aussi Anti-Scorbutique. On peut la rendre plus roborante, en y ajoutant quelques pincées de Feuilles de Trefle d'eau.*

Aux infusions simples, ajoutez, *page* 16, *l'Infusion de Feuilles de Scordium.*

DÉCOCTIONS ET APOZÈMES, page 16.

L'Apozème est une décoction faite dans l'eau, & qui ne se prend point pour boisson ordinaire : on y fait entrer des racines, des bois, des semences, des fruits, des feuilles, &c.; l'action du feu doit être proportionnée à la fixité & à la volatilité des principes que l'on veut obtenir; on fait bouillir les plantes dont les principes ne peuvent être extraits que par l'ébullition, & on ajoute quelquefois des minéraux pendant cette coction; on verse ensuite la décoction sur les plantes dont les principes sont facilement extraits, ou on les fait bouillir un moment. A la fin on ajoute les plantes qui ont un principe volatil dans la liqueur chaude, & un Syrop approprié, ou du Miel de Narbonne & des Sels, ſuivant l'indication.

Addition à l'article des Décoctions ſimples, *page* 17.

Racines d'Enula un gros,
Racines d'Arnica un demi-gros.

Après l'Apozème aſtringent, *page* 27, ajoutez

Hydromel Pectoral Vulnéraire.

Prenez Miel de Narbonne deux onces; faites bouillir dans cinq livres d'eau, à la réduction de quatre livres; ſur la fin ajoutez feuilles de Lierre-terreſtre une poignée.

C'eſt une boiſſon béchique un peu inciſive, qui convient à quelques eſpèces de Toux & d'Aſthmes.

Changement à faire dans la Formule de l'*Hydromel contre l'Aſthme*, page 27.

Au lieu de deux onces de Racine d'Enula, il ſera mieux de mettre une once de Racine d'Enula, & une once de Racine d'Iris de Florence.

VINS ET VIGNAIGRES MÉDICINAUX.

Le Vin & le Vinaigre ſe chargent des principes extractifs, extracto-réſineux, aromatiques, volatils des plantes; pour cela il faut en faire l'infuſion, pendant un tems plus ou moins long, ordinairement de trois jours, à moins que les circonſtances ne permettent pas d'attendre, ou que les médicamens qu'on y fait entrer n'aient rien, ou peu de volatil, ou enfin que l'on ne cherche pas à conſerver les principes volatils; pour lors on peut faire l'ébullition plus ou moins longue; mais l'infuſion eſt toujours préférable, parce que le Vinaigre & le Vin ſont décompoſés par l'ébullition.

Addition à l'article des Vins & Vinaigres médicinaux.

Vin Aloëtique, page 30.

Dans la preſcription, on en prend cuillerée; *liſez*, on en prend une cuillerée.

Après le Vinaigre aromatique, *p.* 39, ajoutez

Vin Aromatique pour l'extérieur.

Prenez Racine d'Ariſtoloche ronde une once, Feuilles de Romarin, de Bugle, d'Aigremoine aa une poignée, Roses rouges, Sommités de Mille Pertuis, aa une demi-poignée ; faites bouillir dans une livre & demie de Vin à la réduction d'une livre ; on peut ajouter à la colature, Teinture de Myrrhe, Teinture d'Aloès, aa un gros.

Le nom indique qu'il est destiné à faire des fomentations sur les parties foibles & relachées.

INFUSIONS SPIRITUEUSES, page 39.

On obtient par les menstrues spiritueux des teintures qui contiennent les parties résineuses, extracto-résineuses, & les huiles essentielles des substances qu'on expose à leur action. Plus la liqueur spiritueuse qu'on emploie est rectifiée, ou déphlegmée ; plus la teinture est privée des parties étrangères, comme des parties salines, sucrées, gommeuses, extractives des corps exposés à l'action des menstrues.

Teinture Anti-Putride, page 40.

La dose sera mieux spécifiée en disant qu'elle est de vingt ou trente gouttes dans une infusion appropriée, plusieurs fois par jour.

BOISSONS VOMITIVES ET PURGATIVES, page 42.

Comme il n'y a point d'indication qui se

présente plus souvent que celle d'évacuer les premières voies, soit par le haut, soit par le bas, il a fallu varier les formules pour toutes les circonstances. J'ai tâché de n'en point négliger, en évitant les répétitions, ou doubles emplois. Il sera possible de simplifier les prescriptions des purgatifs, en employant la Décoction purgative commune, *page 48*; mais elle ne peut convenir que dans les cas ordinaires, où il s'agit seulement de purger à peu de frais, & hors des maladies aigues, pour lesquelles on trouvera des purgatifs que l'on adaptera à l'état des malades.

Addition à l'article des Boissons Vomitives & Purgatives, *page 50*.

Emulsion Purgative.

Prenez Résine de Jalap, ou Diagréde huit grains; broyez dans un mortier de marbre avec un jaune d'œuf; ajoutez lait d'Amandes six onces, Syrop de Guimauve une once, Eau de fleurs d'Orange suffisante quantité pour aromatiser.

Cette Médecine est destinée pour les Enfans & tous ceux dont l'estomach ne peut pas soutenir les autres Boissons purgatives; mais il faut l'emploier avec circonspection; on donnera la moitié de la dose à un enfant de trois ou quatre ans.

Potion Cordiale Emétique.

Prenez Eau diſtillée de Scordium, Eau de Menthe, aa trois onces, Eau de Canelle ſpiritueuſe deux gros; diſſolvez Tartre ſtibié trois grains; ajoutez Syrop d'œillets ſix gros.

Quand un eſtomach foible, rempli d'alimens indigeſtes ou de ſaburre, fait des efforts inutiles pour s'en débarraſſer, il faut aider le vomiſſement par l'Emétique, en petite doſe, combiné avec des remèdes propres à rendre du ton aux fibres de l'eſtomach; pour lors on donne cette Potion par cuillerée, ou par deux cuillerées, juſqu'à ce que l'on obtienne le vomiſſement, & que l'eſtomach ſoit débarraſſé.

POTIONS, *page* 50.

Nous n'avons compris dans cet article que les remèdes altérans, ou légérement évacuans, que l'on donne par cuillerées, répétées plus ou moins ſouvent.

Remarque ſur la Potion Béchique ſimple, *page* 53.

J'ai obſervé que l'eau de Canelle rend cette Potion trop irritante & échauffante dans quelques circonſtances. Il faut avoir une Potion béchique ſimple, plus douce, telle que la ſuivante.

Potion Béchique douce.

Prenez une taſſe d'infuſion des Plantes Vulnéraires; paſſez la liqueur & ajoutez Eau Vulnéraire ſimple une once, autant d'Oxymel ſimple & ſix gros de Syrop d'Althéa.

Addition à l'article des Potions.

Potion Sudorifique, page 54.

Quand on preſcrira la *Potion Sudorifique, avec l'Eſprit volatil*, on retranchera de cette Formule l'Antimoine diaphorétique, & on ajoutera vingt-quatre gouttes d'Eſprit volatil huileux aromatique : cette addition donnera une vertu Céphalique & Sudorifique plus décidée.

Potion Camphrée forte, page 56.

L'Auteur de la Pharmacopée de Prague, donne ce remède plus ſimplement de la manière ſuivante.

Prenez un demi-gros de Camphre; faites

dissoudre dans un gros & demi d'esprit de Nitre, & ajoutez cinq onces de bon Vinaigre.

Après la Potion Apéritive avec l'Oxymel, *page 61*, ajoutez.

Potion Apéritive Tonique.

Prenez Extrait d'Houblon, Sel d'Absinthe, aa douze grains, Sel de Mars de Rivière, trois grains; faites dissoudre dans quatre onces de suc de Cerfeuil clarifié, ou dans une infusion apéritive, pour une dose.

Ce Remède est pris dans la Médecine Militaire. *On l'emploiera avec succès pour rendre du ton & détruire les causes des obstructions, après avoir fait précéder les Remèdes purgatifs & autres apéritifs.*

On peut suppléer à l'extrait d'Houblon par l'extrait d'Enula, ou celui de Fumeterre.

Potion Astringente, page 61 & 62.

Il faut l'intituler *Potion Arabique*, & retrancher les coquilles d'œufs qui n'ajoutent rien aux qualités astringente & adoucissante de ce médicament. Le Looch commun, *page 66*, a à-peu-près les mêmes vertus.

On donne la Potion Arabique à la dose d'une cuillerée ou deux, par heure, dans les Flux dissentériques, s'il ne s'agit que d'adoucir & de consolider. Pour calmer en même tems l'irritation, on peut ajouter quelques gouttes de Laudanum liquide, ou quelques gros de Sirop Diacode, ou mieux encore deux grains d'extrait d'Opium par longue digestion. Pour lors on l'intitulera Potion Arabique Anodine ; *mais il faut avoir fait précéder les Evacuans indiqués par la cause de la maladie.*

Avant la Potion Syptique, *page* 62, ajoutez

Potion contre les Hémoptysies.

Prenez Suc ou forte décoction de Feuilles de Plantain trois onces ; ajoutez Cachou, Sang Dragon, aa un demi-gros, Eau de Rabel trente-six gouttes, Syrop de Grenades, ou de Corail, ou de grande Consoude une once.

A prendre par Cuillerée toutes les deux heures, ou toutes les heures.

Après la Potion Styptique, *page* 62, ajoutez

Potion contre le Flux.

Prenez Teinture aqueuse de Rhubarbe quatre onces, Eau de Fleurs d'Orange, Eau de Menthe, aa une once & demie, Syrop d'écorce d'Oranges amères une once, Liqueur minérale Anodine, d'*Hoffman*, un gros, mêlez.

On emploiera ce remède pour faire cesser des flux opiniâtres, en rendant du ton aux organes digestifs, & après avoir fait précéder les remèdes convenables. La dose est de deux onces, deux fois par jour.

Après la Potion Stomachique, *page 63*, ajoutez

Potion Fébrifuge.

Prenez un gros de Quinquina en poudre; délayez-le dans un gobelet d'Eau ou de Vin, ou moitié de l'un & de l'autre.

Qnaud des circonstances pressantes obligent d'employer promptement le Quinquina, de cette manière on est sûr de la dose, que l'on réitère plus ou moins, selon l'exigence des cas, hors des accès de la fièvre.

Après la Potion Diurétique, *p. 63*, ajoutez

Potion Huileuse Diurétique.

Prenez infusion de Pariétaire & de graines de Lin cinq onces; passez la liqueur & ajoutez Nitre purifié six grains, Cassonnade une demi-once, Huile d'Amandes douces une once; Esprit de Nitre dulcifié douze gouttes.

On la donne par cuillerée chaque heure ou chaque demi-heure, pour rappeller la sécrétion & l'excrétion des Urines.

Après la Potion Carminative de M. *Godart*, *page* 63, ajoutez

Potion Stomachique & Carminative.

Prenez Feuilles sèches de Menthe, de Sauge, de petite Absinthe, Fleurs de Camomille, à parties égales, du tout deux pincées; faites infuser dans six onces d'eau bouillante; ensuite passez la liqueur, & ajoutez Confection Hyacinthe un gros, Cassonnade six gros, Baume de Fioraventi douze gouttes, Eau de Canelle orgée deux gros.

Cette Potion est propre à réchauffer & à fortifier l'Estomach

---

Mixture à ajouter après les Potions, *p.* 63.

Mixture Tempérante.

Prenez Crême de Tartre une once, Sel Sédatif de Homberg deux gros; faites bouillir dans suffisante quantité d'eau, pour réduire à dix onces; ajoutez un demi-gros de Nitre & deux onces d'Oxymel simple,

L'addition du Sel Sédatif, de même que celle du Borax, rend la Crême de Tartre soluble dans l'eau; ce qui fournit un moyen de faire passer ce

remède avec plus de facilité. On donnera cette Mixture en quatre doses dans la journée, pour tempérer & corriger la putridité des premières voies.

EMULSIONS, page 64.

L'Emulsion est formée par le mêlange de quelques substances qui contiennent un mucilage & une huile non combinée avec l'eau, de sorte que le mucilage y étend & soutient l'huile, ce qui donne une couleur blanche.

Dans la Formule de l'Emulsion, *page 64*, ajoutez qu'après avoir délaié la pâte dans l'eau, il faut passer l'Emulsion.

LOOCHS.

Après le Looch consolidant, *page 67*, ajoutez

Looch Astringent,

Prenez décoction de Plantain trois onces; mucilage de Psyllium extrait dans l'eau de Roses deux onces, Alun de roche purifié un scrupule, Syrop de grande Consoude & de Roses de provins, aa trois gros.

On l'emploie pour arrêter les crachemens de sang, quand il y a indication.

POUDRES,

POUDRES, page *68*.

Cette préparation eſt formée d'un ſeul ou de pluſieurs médicamens. Il ne faut pas que les remèdes qu'on y fait entrer ſoient d'un goût très-déſagréable, ni en trop grande doſe; on les prend ſur la pointe d'un couteau, ou délaiées dans quelque liqueur; on peut auſſi les incorporer dans quelque Syrop.

Après la poudre d'Antimoine, *page 68*, ajoutez

Poudre Arthritique.

Prenez Sucre blanc demi-once, Poudre d'Aconit quatre grains & mêlez.

On donne cette Poudre depuis quatre juſqu'à douze & vingt-quatre grains par jour, pour réſoudre, inciſer, atténuer l'humeur arthritique ou rhumatiſmale quand elle eſt fixée, épaiſſie & non inflammatoire.

Après la poudre tempérante, *p. 68*, ajoutez

Poudre Camphrée.

Prenez Nitre purifié, Camphre, aa ſix grains; mêlez pour une doſe.

On peut la réduire en pilules avec un peu de Conserve de roses, de même que la précédente.

Elle est Anti-Spasmodique & Anti-Septique.

Après la Poudre purgative, *page* 70, ajoutez

Poudre Purgative Sudorifique.

Prenez Sené mondé, Salsepareille, aa une demi-once, Semences de Chardon béni, de Carthame, aa deux onces, Rhubarbe, Scammonée, Canelle, aa un gros; pulvérisez le tout & mêlez bien exactement.

C'est un remède altérant & évacuant, analogue à la Tisanne Sudorifique purgative, page 49, *& que l'on regarde comme spécifique dans certaines affections rhumatiques goutteuses qui exigent des purgatifs & des incisifs; la dose est d'un gros, que l'on prend pendant plusieurs jours de suite, dans un verre de Vin blanc, ou dans une infusion appropriée.*

Poudre Purgative contre Vers, pag. 72.

Ajoutez dans la formule deux gros de Racine de Valérienne sauvage, & retranchez un gros de Coralline de Corse.

Après la poudre d'Arum composée, *p.* 73, ajoutez

Poudre d'Arnica.

Prenez Racine d'Arnica en poudre cinq gros, Ecorce de Cascarille, Ecorce de Winter, aa un gros & demi; réduisez le tout en poudre, & mêlez exactement.

Depuis longtems on a donné les feuilles & les fleurs d'Arnica, soit en substance, soit en infusion, & extérieurement, comme un remede puissamment résolutif & incisif de l'épaississement non inflammatoire du sang extravasé & de la lymphe, propre à exciter les régles, les hémorrhoïdes, l'urine & la sueur, à résoudre les obstructions & les engorgemens, la paralysie, l'asthme humide, à dissoudre les glaires & la pierre des reins ou de la vessie, &c. Dans ces derniers tems, un célébre Médecin de Vienne M. COLIN *a publié des Observations qui constatent les vertus de ces fleurs & de la racine de la plante dans les fiévres intermittentes, rebelles, & dégénérées, dans les fiévres putrides, dans la dyssenterie putride, dans la gangrène: mais l'expérience n'a pas encore confirmé parmi nous ces grandes promesses. Cependant l'autorité de ce Médecin mérite qu'on l'emploie, mais avec les précautions qu'exige un remede âcre, irritant, échauffant & nauséabond. Selon lui, on peut porter la dose de cette Racine jusqu'à un demi-gros, & un gros par jour en plusieurs prises. Il y joint ordinairement l'usage de boissons adoucissantes, délaiantes & quelquefois des calmans, d'autres fois des acides.*

ELECTUAIRES, OPIATS ET BOLS, p. 77.

Les Electuaires ſont des préparations pharmaceutiques, compoſées de poudres mêlées en conſiſtance molle, avec du Syrop ou du Miel; on leur donne ordinairement le nom d'Opiates ou d'Opiats. Nous avons emploié la première dénomination, parce qu'elle eſt plus vulgaire, quoiqu'elle ne ſoit pas correcte.

Les Bols ſont des préparations magiſtrales qui ſe font ſur le champ, & ils ne diffèrent que par-là des Opiates; ils ſont deſtinés à remplir à-peu-près les mêmes indications.

Avant l'Opiate Fondante, *page* 77, ajoutez

Electuaire Lénitif.

Prenez Sené en poudre quatre onces, Racines ds Rhubarbe une once, Pulpe de Tamarinds deux onces, Anis en poudre ſix gros, Miel bouilli & écumé deux livres; mêlez.

Cet Electuaire eſt deſtiné à remplacer l'Electuaire Lenitif du Codex de Paris, qui eſt rempli de drogues inutiles. On le donne depuis une demi-once juſqu'à une once. On en ajoute quelques gros aux potions purgatives, & une once ou deux dans les Lavemens purgatifs.

Après l'Opiate contte Vers, *page 82*, ajoutez

Opiate Anthelmintique.

Prenez Racine de Valérienne ſauvage, Racine de Jalap, Sel ammoniac purifié, aa un gros, Oxymel Scillitique trois onces; mêlez.

L'effet des remèdes Anthelmintiques ou contre vers eſt ſi inconſtant qu'il eſt néceſſaire d'avoir pluſieurs différentes Formules pour remplacer celles qui ne réuſſiſſent pas. Cette Opiate peut être donnée depuis un demi-gros juſqu'à un gros.

Après la Confection de Cachou, *page 84*, ajoutez

Opiate Aſtringente douce.

Prenez Conſerve de roſes rouges une once, Corail préparé, Sang Dragon, aa un gros, Cachou pulvériſé demi-gros; avec ſuffiſante quantité de Syrop de Coings, faite une Opiate.

Elle eſt propre à arrêter doucement les écoulemens ſéreux, quand il y a indication; la doſe eſt d'un demi-gros, trois ou quatre fois par jour, avec une infuſion appropriée.

Après l'Opiate Anti-Spaſmodique, *page 86*, ajoutez

Opiate Emménagogue.

Prenez Feuilles d'Armoiſe, Feuilles de Matricaire en poudre, aa deux gros, Caſtoréum, Safran Oriental, aa un demi-gros; formez une Opiate avec le Syrop d'Armoiſe.

La dénomination annonce ſa vertu ſpécifique; mais ce remède ne convient que quand les ſtimulans & échauffans ſont indiqués; la doſe eſt d'un demi-gros, une ou deux fois par jour, avec une Infuſion appropriée.

Après le Bol contre la Diſſenterie, *pages 86* & *87*, ajoutez

Bol Calmant pour la Diſſenterie.

Prenez Diaſcordium un ſcrupule, Cachou brut, Corail rouge préparé, aa ſix grains, Ypécacuanha trois grains, Syrop Magiſtral ſuffiſante quantité.

L'Opiate Anti-Diſſentérique, page *84*; *le Bol contre la Diſſenterie*, page *86*, *& celui-ci rempliront les indications que préſentent les différentes circonſtances de la Diſſenterie que l'on veut arrêter.*

Bol Emménagogue, p. *87*, *ainſi corrigé.*

Prenez Caſtoréum en poudre douze grains,

Æthiops martial, Extrait de Myrrhe, Safran Oriental, aa fix grains ; faites un Bol avec le Syrop d'Armoife.

Après le Bol contre Vers, *p. 89*, ajoutez

Bol Vermifuge.

Prenez Æthiops minéral un fcrupule, Semen contra, Coralline de Corfe, aa douze grains, Aloès fuccotrin trois grains, Syrop de Fleurs de Pêcher quantité fuffifante.

Celui-ci fe prépare plus vîte, & eft plus actif que le Bol contre Vers.

Après le Bol contre le Ver-Solitaire, *page 90*, ajoutez les Bols fuivans.

Bol Fondant.

Prenez Panacée Mercurielle quatre grains, Tartre Martial vingt grains ; avec Syrop des cinq racines apéritives quantité fuffifance, faites un Bol pour une dofe.

La dénomination indique fa vertu ; il eft plus fimple que l'Opiate fondante, page 77, *& il y fupplée.*

Bol Fondant Purgatif.

Prenez Mercure doux, Racine de Jalap en

poudre, aa dix grains, Scammonée en poudre six grains; faites un bol avec le Syrop des cinq Racines.

Il est plus incisif que l'Opiate Fondante Purgative, page 78.

PILULES, *page 90.*

Les remèdes qui peuvent opérer à petites doses, qui sont d'un goût & d'une odeur désagréables, & qu'il faut rendre faciles à avaler sont commodément prescrits sous la forme de Pilules : cependant, s'il est nécessaire que les remèdes agissent promptement, il ne faut pas les donner sous cette forme, parce que souvent ils restent longtems dans l'estomach avant d'être dissous, & par conséquent avant de produire leurs effets.

Après les Pilules Désobstructives, *page 92*, ajoutez

Pilules Incisives.

Prenez Savon blanc, Résine de Gaiac, aa trois gros, Gomme ammoniaque, Æthiops antimonial d'*Huxham*, aa deux gros, Diagréde, Jalap en poudre, aa un demi-gros; avec le Syrop des cinq Racines, faites des pilules de quatre grains.

Elles conviennent dans les Scrophules & autres épaississemens de la Lymphe, pour atténuer, inciser & aider l'évacuation de la sueur, des urines & du ventre. On en donne quatre, cinq ou six, tous les matins avec une boisson appropriée. Elle sont aussi Vermifuges.

L'Æthiops antimonial d'*Huxham*, se fait en triturant exactement trois parties de Mercure crud & deux parties de Fleurs de Soufre.

Après les Pilules bénites de *Fuller*, *p. 95*, ajoutez

Pilules Anti-Hystériques.

Prenez Galbanum, Assa-fœdita, Extrait de Myrrhe, aa deux gros, Castoreum, Racine de Valérienne en poudre, aa un scrupule; avec le Baume du Péron, faites des Pilules de trois grains.

Elles sont Anti-Spasmodiques & Emménagogues; on peut les donner à la dose de vingt on vingt-quatre grains.

Ajoutez après la Potion Cordiale, *page 51*.

Potion Stimulante Anti-Paralytique.

Prenez Eau de Sauge, Eau de Betoine, aa deux onces, Eau de Fleurs d'Orange, une once, Eau Thériale demi-once, Esprit Volatil de Corne de Cerf, Lilium de Paracele, aa douze gouttes, Syrop de Stæchas une once; mêlez pour une Potion à prendre par cuillerée.

On emploiera ce reméde dans les affections soporeuses & paralitiques qui exigent du stimulans. On frotte aussi les parties paralysées avec le Liniment volatil, page 118; *ou on en forme un avec Huile d'Amandes douces une once, Esprit Volatil de Corne de Cerf demi-once.*

Collyre Résolutif, page 112, ainsi corrigé.

Prenez Eau de Roses six onces, Sel de Saturne ou Sel Ammoniac, ou de l'un & de l'autre douze grains.

On peut former ainsi des Collyres plus ou moins résolutifs. Ils seront astringens si l'on y ajoute quelque grains d'Alun. Quelquefois aussi on y fait dissoudre un grain ou deux de Sublimé Corrosif.

Ajoutez, page 114, après la Poudre Ophtalmique.

Baume Ophtalmique de St. Yves.

Prenez Beurre frais non salé, un gros;

Cire blanche demi-gros, Précipité rouge quinze grains ; faites fondre doucement & mêlez le tout.

On en insinue un grain ou deux dans l'angle de l'œil, une fois par jour, pour détruire les taches de la cornée & les engorgemens des vaisseaux.

Ajoutez après le Cataplasme Résolutif, *page* 123.

Cataplasme contre le Cancer.

Prenez Pulpe de Carottes une livre, Poudre de feuilles de Cigue, Quinquina pulvérisé, aa une once, de l'Extrait de Saturne, du Laudanum liquide de Sydenham, aa deux gros ; mêlez pour appliquer trois fois par jour.

Il est résolutif, fondant, anti-septique & calmant.

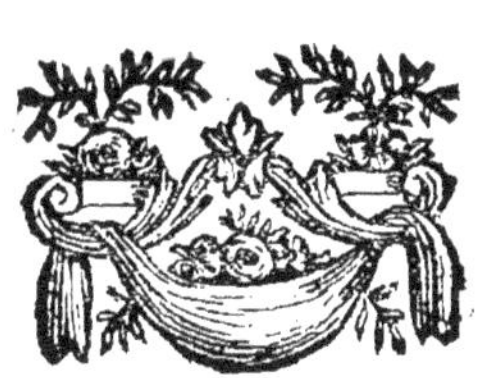

TABLE

Rélative à la forme & à la composition des Médicamens,

Tisanes.

Infusions Aqueuses.

Décoctions & Apozêmes.

Vins & Vinaigres Médicinaux.

Infusions Spiritueuses.

Boissons Vomitives & Purgatives.

Potions.

tempérante,

Emulsions.

Loochs.

Poudres.

Electuaires, Opiats & Bols.

Pilules.

Lavemens.

Gargariſmes.

Collyres.

Autres Remédes externes d'un usage habituel.

TABLE

Explicative de l'action des Médicamens internes, & des indications qu'ils peuvent remplir.

ON appelle indication le but que le Médecin veut remplir en prescrivant un remède. Il y a des indications simples & des indications composées ; c'est-à-dire, que si l'on n'a en vue qu'un seul effet, comme de faire vomir, de purger, de faire suer, de fortifier, &c., l'indication est simple. Mais il arrive souvent que l'on a besoin de remplir en même tems plusieurs buts, comme de fortifier l'estomach & de l'évacuer, de stimuler les solides & de solliciter quelques excrétions, de purger & de tuer les Vers, de rendre du ton & de calmer les Spasmes, &c. En conséquence on forme des mêlanges de différentes drogues qui tendent à remplir ces indications; mais pour que ces mêlanges soient bons, ils ne doivent pas être formés de substances de nature contraire, à moins que la mixtion ne produise des combinaisons particulières, comme le mêlange des acides avec les alkalis forme des sels neutres. Ces mêlanges ne doivent pas être non plus trop multipliés, parce que dans toutes les circonstances, il y a une indication principale à laquelle les autres doivent être subordonnées, & les remèdes qui rempliſſent ces dernières, ſont toujours ou des adjuvans, ou des corrigeans du remède principal. Il faut obſerver encore qu'il y a des remèdes qui peuvent ſatisfaire à pluſieurs indications; par exemple, le Kermes minéral peut-être vomitif, ou purgatif, ou béchique inciſif, ou diaphorétique, ou diurétique, ſelon la nature ou la circonſtance de la maladie, & la diſpoſition du ſujet.

Quant à la diviſion des remèdes & à leurs claſſes, on adopte dans les Ecoles celle des Altérans & des Evacuans. On appelle Altérans ceux qui corrigent l'état des ſolides & des fluides, ſans produire d'évacuation; & on diſtingue les altérans des ſolides de ceux des fluides. Les Evacuans ſont ceux qui guériſſent par une évacuation ſenſible. Si cette diviſion eſt utile dans la Théorie, elle ne peut être adoptée dans la pratique, parce qu'elle n'eſt pas dans la nature. Les altérans ſont ſouvent évacuans, & les évacuans ſont toujours altérans. D'ailleurs il faut ſouvent les combiner enſemble; d'où il m'a paru plus utile d'abandonner cette diviſion, pour indiquer les claſſes des remèdes, rélativement à leur action principale (*a*).

(*a*) D'autres ont préféré de diviſer les remèdes ſelon leurs qualités ſenſibles; & ils ont diſtingué les âcres, les amers, les

Abſorbans & Anti-Acides.

On appelle abſorbans les remèdes terreux propres à s'unir aux acides & à les corriger. Les anti-acides ou alkalins ont la même propriété. L'action des premiers ne paſſe pas les premières voies ; ils ſont indiqués par les acidités qui s'y forment, & qui ſont la ſource de pluſieurs maladies. Les ſeconds corrigent auſſi les acides des premières voies ; mais de plus, ils paſſent dans la circulation, ils deviennent échauffans, inciſifs, atténuans, diurétiques chauds, &c. En conſéquence, il eſt ſouvent utile de combiner les abſorbans avec les purgatifs, & les alkalins avec des adouciſſans, & des délayans.

Adouciſſans.

La doctrine des Acrimonies ſert dans la

---

aromatiques, les terreux, les âpres ou auſtères, les ſalins de différentes claſſes, les huileux, les doux, les ſpiritueux, les odoriférans volatils, les nauſéabonds, les balſamiques, les mucilagineux, &c. ; mais cette méthode qui, vue en général, peut-être juſte juſqu'à un certain point, préſente trop d'exceptions pour être ſuivie dans les détails.

Théorie à l'explication d'une infinité de maladies. On distingue des Acrimonies de différentes espèces, & de plus des Acrimonies générales & particulières ; les adoucissans sont indiqués par ces vices des fluides. L'eau, le lait, les mucilagineux, les huileux, les gélatineux sont des adoucissans généraux. Les adoucissans particuliers agissent plus spécialement sur une humeur. On distingue encore les adoucissans proprement dits & improprement dits. Les purgatifs par exemple, ou les sudorifiques, en évacuant une humeur âcre, sont des adoucissans improprement dits.

Eau de Riz, *p.* 7, Décoction blanche, *p.* 10. Tisane de graine de Lin, *p.* 131. Infusion Gommeuse, *p.* 10. Infusion Adoucissante, *p.* 11. Décoction de la seconde Ecorce de bois d'Orme, *p.* 17. Emulsion simple, *p.* 64.

Aléxipharmaques, Alexitères.

C'est le nom attribué aux remèdes qui ont la propriété d'arrêter & de détruire les effets des poisons. Les Anti-dotes sont propres à un poison en particulier. On emploie aussi les Aléxipharmaques généraux dans le traitement de certaines fièvres malignes, pestilentielles que l'on croit occasionnées par des miasmes vénéneux, & ces remèdes sont pour la plupart des cordiaux échauffans que l'on croit propres à ranimer les forces abattues, pour chasser ces miasmes vénéneux. Pour les empoisonnemens, le genre de remède doit être fondé sur la nature du poison. Quelques-uns exigent l'Émétique, comme les Champignons de la mauvaise espèce, la Cigue, l'Opium, les Plantes Hypnotiques, & après le vomissement, on donne du Vinaigre & tous les délayans possibles. On détruit l'effet des poisons corrosifs, comme les dissolutions de Plomb, le Verdet, le Sublimé, l'Arsenic par les solutions d'Alkali fixe, différens Foies de Soufre, & même la Magnésie à grande dose, les mucilagineux, le lait & les autres adoucissans suivis de quelques purgatifs. Si c'est la morsure de la Vipère, ou de quelques Animaux vénimeux, on donne l'Alkali volatil fluor dans de l'eau ou dans du vin, on en frotte la partie mordue; on traite de même la morsure des Animaux enragés, on cautérise & on ajoute le Mercure intérieurement & extérieurement. Pour les Cantharides & les autres substances âcres prises intérieurement, les remèdes sont les mucilagineux, les adoucissans, les émulsions, le Camphre.

Analeptiques, voyez *Cordiaux*.

Anodins.

Les remèdes Anodins sont les remèdes propres à diminuer les douleurs ; & comme la cauſe de la douleur peut être différente, il y a des Anodins de différent genre. La ſaignée, les bains, les relâchans, les tempérans, les adouciſſans, les antis-paſmodiques, les attractifs même, quoi qu'irritans, peuvent dans certaines circonſtances avoir un effet Anodin. Mais on donne ſpécialement ce nom aux remèdes qui diminuent la ſenſibilité des nerfs. On diſtingue différentes claſſes d'Anodins ; les Sédatifs ou Calmans, les Parégoriques, les Anti-pathétiques, les Anodins proprement dits, les Hypnotiques, les Narcotiques & les Stupéfians. En général ces remèdes n'agiſſent qu'en calmant le ſymptôme, ſans détruire la cauſe de la maladie ; quelquefois même ils peuvent l'augmenter, ce qui fait que toutes ſortes de douleurs n'indiquent pas les Anodins.

Anthelmintiques, voyez *Vermiſuges.*

Anti-Alkalins.

L'Acrimonie Alkaline peut ſe développer

dans les premières ou dans les ſecondes voies. On juge que les acides ſont le vrai antidote de cette eſpèce de Cacochimie. La diſſolution alkaline & putride plus développée, ou gangréneuſe exige des remédes Anti-Septiques qui forment une claſſe diſtincte. Les Anti-Alkalins ſont :

Tiſane Acidulée, *p.* 6. Tiſane avec la Crême de Tartre, *p.* 6. Oxycrat, *p.* 9. Oxymel, *p.* 9. Potion Acide, *p.* 52. Mixture tempérante, *p.* 143.

Anti-Cachectiques.

La Cachéxie déſigne en général une mauvaiſe diſpoſition dans les ſolides & dans les fluides. Ce terme ſuffiroit pour définir bien des maladies auxquelles on ne peut ſe diſpenſer d'attribuer une dégénération particulière daus les humeurs, ſans pouvoir la déterminer que par ſes effets. Ainſi l'on diſtingueroit la Cachéxie Laiteuſe, Bilieuſe, Graiſſeuſe, Glaireuſe, Purulente, Gangréneuſe, Cancéreuſe, Ecrouelleuſe, Dartreuſe, Scorbutique, Pſorique, Hypocondriaque, Mélancholique ou Atrabilaire, Goutteuſe, Rhumatiſmale, Vénérienne, Phtyſique, &c. Cette doctrine ſeroit préférable à celle des Acrimonies que l'on ſuit encore ſervilement dans les Ecoles. La liſte des ſpécifiques de chacune de ces Cachéxies formeroit celle des Anti-cacheſtiques. Mais on en connoît fort peu, & ceux-là ſeront rapportés aux articles particuliers. Les Anti-cacheſtiques généraux rentrent dans les claſſes des dépuratifs, des inciſifs, des fondans, des purgatifs, des apéritifs, &c.

Anti-Dyſſentériques.

On comprend ſous cette dénomination une claſſe de remèdes deſtinés au traitement des Flux & Dyſſenteries, quand il s'agit de les adoucir ou de les arrêter. Rélativement aux indications que ces maladies préſentent, on emploie les évacuans, les adouciſſans, les anodins, les aſtringens, quelquefois les anti-ſeptiques. Il faut dans le traitement des Flux & des Dyſſenteries, ſavoir diſtinguer les cas où les uns & les autres conviennent.

Anti-Hyſtériques, voyez *Antiſpaſmodiques.*

Anti-Paralytiques, voyez *Stimulans.*

Anti-Scorbutiques.

Le Scorbut eſt une cachéxie particulière à laquelle on a conſacré des remèdes que l'on regarde comme ſpécifiques. Cependant on guérit le Scorbut par des remèdes de différentes eſpèces, & on diſtingue les Anti-Scorbutiques acides, les Anti-Scorbutiques âcres, les Anti-Scorbutiques amers & les Anti-Scorbutiques aſtringens. Dans le dernier degré de diſſolution, cette maladie exige même des Anti-Septiques. Nous ne comprenons dans cette claſſe que les Anti-Scorbutiques ordinaires âcres.

Anti-Septique.

C'eſt ainſi que l'on déſigne les remèdes propres à empêcher & arrêter la Gangrêne ou dissolution putride : de-là ils sont indiqués dans les fièvres putrides malignes & dans la disposition gangréneuse, soit qu'ils en détruisent la cause ou les effets. On ne comprend point dans cette classe les évacuans qui sont quelquefois les meilleurs Anti-Putrides.

Antispasmodiques.

Le Spasme est une tension excessive de la fibre nerveuse, que l'on croit occasionnée par une influence irrégulière du fluide nerveux. Si le Spasme affecte différents muscles, on l'appelle Convulsion. Tous les remèdes qui rétablissent la régularité du cours de ce fluide sont Antispasmodiques. De-là on juge que cette classe peut comprendre bien des remèdes de différente nature, selon que le Spasme aura différentes causes. Les relâchans, les roborans, les évacuans, les irritans même, les vermifuges, &c. peuvent devenir Antispasmodiques. Cependant on ne comprend ordinairement, sous cette dénomination, que ceux qui rétablissent l'action de la fibre nerveuse dans son état naturel, & diminuent l'influx irrégulier ou trop précipité du fluide vital ; les anodins & les narcotiques sont aussi Anti-Spasmodiques. Puisque certaines affections de l'ame peuvent occasionner des Spasmes, on juge bien que d'autres pourroient être Antispasmodiques. Cette classe renferme encore les Anti-Hystériques & les Anti-Epiléptiques.

Apéritifs.

Les obstructions lentes des viscères du bas-ventre sont une cause fréquente, quelquefois l'effet de la plupart des maladies chroniques. On appelle Apéritifs les remèdes propres à détruire ces engorgemens : leur action consiste à atténuer les fluides épaissis, à rendre du ton aux vaisseaux engorgés & aux organes digestifs. Pour les employer avec succès, il faut comparer leur degré d'action avec l'état de la maladie, & distinguer s'il n'est pas important de combiner les apéritifs avec les relâchans, avec les purgatifs, ou tels autres évacuans appropriés. On appelle Hépatiques les apéritifs que l'on croit plus convenables aux affections du Foie.

On forme encore de fort bons remèdes apéritifs, en employant le suc des plantes apéritives, quand la saison le permet. La Chicorée, la Laitue, l'Ache, la Fumeterre, le Cerfeuil sont propres à cela. Après avoir exprimé ces sucs, on les clarifie, ou on les dépure. Il est facile de tirer le même avantage des plantes Anti-Scorbutiques & de quelques unes qui sont Astringentes ou Vulnéraires.

ristolochiques, voyez *Emménagogues*.

Astringens.

L'indication de resserrer les orifices des vaisseaux trop relâchés, de froncer leurs fibres, pour arrêter les écoulemens excessifs & contre nature, est remplie par les Astringens. On appelle Stiptiques ceux qui ont cette qualité au plus haut dégré. Il est important dans leur usage, de distinguer les écoulemens utiles & avantageux, ou dont la suppression causeroit de plus grands maux, de connoître les réserves que leur usage demande dans les Hémorrhagies, écoulemens Séreux; & enfin les combinaisons que l'on peut en faire avec d'autres remèdes pour en modérer l'action. Il paroît que l'effet des Astringens est plus sûr en les appliquant extérieurement, & de cette manière, le Vinaigre & le froid réussissent aussi.

Infusion de fleurs d'Ortie blanche, *p.* 16. Apozème Astringent, *p.* 26. Locch consolidant, *p.* 67. Poudre Astringente, *p.* 69. Potion Astringente, *p.* 61 & 140. Potion Styptique, *p.* 62. Opiate Astringente douce, 149. Opiate Astringente forte, *p.* 84. Pilules de Thérébenthine & de Rhubarbe, *p.* 92. Pilules de Thérébenthine Astringentes, *p.* 93. Pilules Astringentes, *p.* 61 & 140. Looch Astringent, *p.* 144. Potion Arabique, *p.* 140. Lavement Astringent, *p.* 104.

Atténuans.

La dénomination indique des remèdes propres à diminuer l'épaissement des humeurs. On distingue les atténuans du Sang, ceux de la lymphe, ceux des glaires, du lait, de la bile, &c. Les atténuans du sang arrêté & coagulé sont les résolutifs ; on appelle fondans ceux qui atténuent la lymphe ; & les incisifs sont propres à atténuer les glaires. Les autres atténuans peuvent être pris dans la classe des Apéritifs, dans celle des Diurétiques chauds, des Béchiques incisifs, des Purgatifs, &c.

Balsamiques.

Cette dénomination indique plutôt la nature que la vertu Médicinale: on entend par-là des remèdes propres à déterger, incarner &

consolider les plaies & ulcères. Si l'on discutoit bien l'action des Balsamiques pris intérieurement, on ne leurs accorderoit pas tout l'effet qu'on leurs suppose. Cependant dans les ulcères intérieurs on les indique, & on les donne comme vulnéraires déterfifs.

Béchiques.

Ce sont les remèdes qui guérissent la Toux: ainsi strictement parlant, cette classe peut comprendre une infinité de remèdes, puisqu'il y a des Toux que l'on guerit par la saignée, d'autres par les Vomitifs, les Purgatifs, les contre Vers, les Antispasmodiques, les Apéritifs, les Sudorifiques, les Stomachiques, les Anodins, &c. Cependant on a formé deux classes principales de Béchiques proprement dits; les Béchiques adoucissans, démulcens ou incrassans, & les Béchiques incisifs ou aténuans. Il est très-important dans la pratique de distinguer ces deux classes de Béchiques, & les espèces de Toux qui les indiquent. M. *Lieutaud* a formé une classe de remèdes Pectoraux qu'il divise en Pectoraux adoucissans, Pectoraux vulnéraires & Pectoraux incisifs. On emploie les Béchiques adoucissans quand il y a sécheresse, irritation ou inflammation du poumon, deſſéchement de la trachée artère, &c. Au contraire, les Béchiques inciſifs conviennent dans l'épaiſſement de la liqueur trachéale, l'engouement & l'inſenſibilité du poumon,

Béchiques Adouciſſans.

Tiſane Pectorale, *p.* 6. Infuſion Pectorale, *p.* 10. Infuſion Gommeuſe, *p.* 10. Infuſion Adouciſſante, *p.* 11. Apozème Pectoral, *p.* 20. Eau d'Orge, *p.* 20. Potion Pectorale *p.* 53. Potion Arabique, *p.* 140. Looch blanc, *p.* 65. Looch Adouciſſant, *p.* 66. Looch commun, *p.* 66. Opiate Béchique adouciſſante, *p.* 85.

Béchiques inciſifs.

Hydromel, *p.* 9. Oxymel, *p.* 9. Infuſion de Lierre-terreſtre, *p.* 15. Infuſion des Fleurs & des feuilles d'Arnica, *p.* 16. Décoction de Polygala, *p.* 19. Hydromel contre l'Aſthme, *p.* 27 & 124. Hydromel Pectoral vulnéraire, *p.* 134. Oxymel Scillitique, *p.* 37. Oxymel compoſé, *p.* 37. Potion Béchique ſimple, *p.* 52 & 138. Potion Béchique inciſive, *p.* 53. Potion avec le Kermes, *p.* 54. Potion Béchique douce, *p.* 139. Potion Vulnéraire, *p.* 60. Looch contre l'Aſthme, *p.* 67. Poudre de Kermes, *p.* 70. Poudre Béchique, *p.* 76.

Calmans.

La trop grande agitation du sang indique les tempérans. Celle des esprits nerveux indique les Antispasmodiques, & les Anodins. C'est sous cet aspect qu'on appelle calmans les remèdes de ces trois classes. Il faut distinguer quand les uns ou les autres sont indiqués, pour fixer l'usage des calmans.

Carminatifs.

L'air élastique renfermé en trop grande quantité, ou trop raréfié dans l'estomach & dans les intestins, occasionne une infinité d'accidens, auxquels on a destiné certains remèdes appellés Carminatifs. Les uns agissent en rendant du ton aux fibres relâchées ; les autres en calmant le Spasme des fibres trop tendues; d'où il paroît que les premiers rentrent dans la classe des Stomachiques roborans, & les autres dans celles des Antispasmodiques & Anodins. Souvent les vents sont aussi l'effet des matières indigestes contenues dans les premières voies, & pour lors les vrais Carminatifs seront les évacuans.

Infusion de Fleurs de Camomille. La Liqueur

d'*Hoffman*. Potion Antiſpaſmodique, *p.* 57. Potion Carminative, *p.* 63. Potion Stomachique & Carminative, *p.* 145. Lavement Carminatif, *p.* 104 & 105.

Céphaliques.

Epithete qui déſigne les remèdes propres aux maladies de la tête : mais comme ces maladies ſont de différente nature, on a reſtreint cette dénomination à quelques remèdes Aromatiques, Spiritueux, Echauffans, Stimulans & Roborans propres à ranimer le ton des nerfs affoiblis, & à réſoudre l'engorgement lent & pituiteux du cerveau.

Cordiaux.

Tous les remèdes qui raniment la circulation affoiblie, ou qui la ſoutiennent ſont des Cordiaux, d'où il eſt aiſé de juger qu'il peut y avoir des Cordiaux de bien des eſpèces, rélativement aux cauſes qui peuvent affoiblir ou ſuſpendre la circulation. On eſt convenu cependant de réunir dans cette claſſe trois eſpéces principales de remèdes. Premièrement les nourriſſans reſtaurans, ou Analeptiques qui rétabliſſent les forces diminuées par défaut de nourriture. Ceux-là exigent un travail de digeſtion, & comprennent les bons alimens. Secondement les Cordiaux roborans, vrais

Cordiaux qui rendent du ton & de l'action aux solides affoiblis & au systême vasculaire. Troisièmement les Cordiaux stimulans qui agissent sur les nerfs, & excitent leur action en les stimulant, & par-là raniment les forces vitales. On ne comprendra ici que les Cordiaux de la seconde espèce ; ceux de la première appartiennent à l'Hygiene, & ceux de la troisième seront rapportés à la classe des Stimulans.

Vin Thériacal, *p.* 30. Potion Fortifiante, *p.* 50. Potion Cordiale, *p.* 51.

Délayans.

Ce qui augmente la partie aqueuse du sang & des humeurs qui en sont séparées, entre dans la classe des Délayans. De-là on comprend facilement que l'eau est le premier remède délayant, que les délayans sont en même tems adoucissans, que les acrimonies & épaississements des fluides, la tension & la rigidité des solides indiquent les délayans. Mais pour que les remèdes aqueux aient une action délaiante plus durable, on les unit à quelques mucilages légers, à quelques sels neutres ou acides, en très-petite dose. Les délayans deviennent aussi tempérans.

Tisane commune, *p.* 5. Tisane nitrée, *p.* 6. Tisanne acidulée, *p.* 6. Tisane pectorale, *p.* 6. Tisane ou eau de chicorée, *p.* 9. Hydromel,

Démulcens ou *Adouciſſans.*

Les remèdes adouciſſans ſont les mucilagineux, les huileux & les délayans qui agiſſent en tempérant l'acrimonie des fluides & l'irritation que leurs molécules impriment ſur les parties ſolides. Ils diminuent auſſi la ſenſibilité de ces mêmes parties. On diſtingue les adouciſſans généraux ; ceux qui ſont ſpécialement deſtinés aux poumons, aux voies de l'urine & au canal inteſtinal, ſont des adouciſſans particuliers.

Dépuratifs.

On attribue à certains remèdes la qualité de purifier la maſſe du ſang ; mais cette dénomination eſt trop générale pour fixer une indication. Chaque Cachéxie a ſon dépuratif particulier, ou du moins on en attribue à chacune. D'ailleurs les différens évacuans peuvent, en ſollicitant les excrétions, débaraſſer les impuretés du ſang & des humeurs. Les délayans & adouciſſans ſont auſſi en quelque ſorte dépuratifs. Cependant on a donné ce nom plus ſpécialement à quelques remèdes pris dans ces différentes claſſes.

Tisanne de Patience, *p.* 8. Eau de Goudron, *p.* 15. Infusion de Fumeterre, *p.* 16. Décoction de tiges de Douce amère, *p.* 16. Décoction de la seconde écorce de bois d'Orme, *p.* 17. Apozème Altérant, *p.* 21. Apozème Dépuratif, *p.* 74. Opiate Dépurative, *p.* 86. Bol Dépuratif & purgatif, *p.* 87. Pilules Dépuratives, *p.* 95.

Détersifs, voyez *Vulnéraires.*

Diaphorétiques & Sudorifiques.

On entend par Diaphorése, l'insensible transpiration, à-peu-près, comme elle se fait dans l'état naturel. Quand elle est augmentée au point de devenir sensible, c'est la sueur. Ces deux excrétions ne différent l'une de l'autre, qu'à raison de la quantité ou du dégré. D'ailleur leur nature est congénére. Quand il y a disposition à la transpiration & à la sueur, les remèdes les plus doux, les délayans seuls suffisent souvent pour la favoriser; mais dans la circonstance opposée, il faut, pour l'exciter, détuire les obstacles que s'y opposent. Ainsi la saignée, les relâchans, les délayans, les calmans, les évacuans des premières voies, & surtout les vomitifs, peuvent favoriser la sueur. Mais on comprend dans la classe des vrais Diaphorétiques & Sudorifiques, des stimulans plus ou moins actifs, qui portent à cette excrétion, si d'ailleurs la nature y est disposée. Sans cela ils échauffent en animant la circulation, & portent quelquefois à une autre excrétion. En général, dans les maladies aigues, la sueur dépend plutôt de la nature que de l'art, & quand elle y est disposée, les délayans, ou les stimulans doux suffisent pour l'exciter ; mais dans les maladies chroniques, il faut souvent la solliciter, & dans tous les cas, il faut bien distinguer la sueur qui est critique de celle qui n'est que symptômatique.

Diurétiques.

L'excrétion des urines est si importante & souvent si avantageuse dans les maladies, que les remèdes qui la follicitent & qui la rappellent font d'un grand fecours pour leur traitement. Mais ici, comme pour les autres évacuations, il faut diftinguer les caufes de la fuppreffion, & l'état organique des vaiffeaux des reins, pour déterminer les moyens qui pourront parvenir à ce but. Comme l'urine eft d'une nature aqueufe, l'eau feule eft fouvent un bon Diurétique ; fi c'eft un Spafme qui les fupprime, les relâchans & les Antifpafmodiques feront Diurétiques ; la faignée & les évacuans peuvent même avoir cet effet fecondairement ; mais en général on diftingue deux claffes de Diurétiqnes, les Diurétiques chauds & les Diurétiques froids. M. *Lieutaud* a préferé de diftinguer les Diurétiques propres aux maladies aigues, & les Diurétiques propres aux maladies chroniques. Ces divifions ne font pas encore affez précifes. Il vaudroit mieux diftinguer les Diurétiques qui font indiqués quand il y a Spafme, irritation & tenfion dans les vaiffeaux fécrétoires & excrétoires de l'urine. C'eft alors que les délayans, les tempérans, les rafraîchiffans, & même les calmans font Diurétiques, en fourniffant des parties aqueufes, en tempérant le mouvement des fluides, en calmant le Spafme; les adouciffans le deviennent auffi, en diminuant l'acrimonie de l'urine. Mais les vrais Diurétiques font des remèdes Incififs, Apéritifs,

tifs, Toniques qui agiſſent en atténuant, inciſant les fluides épaiſſis, en débarraſſant les vaiſſeaux engorgés, & en leurs rendant le ton néceſſaire.

Diurétiques Tempérans.

Diurétiques Adouciſſans.

Diurétiques Inciſifs.

mel composé, 37. Oxymel Colchique, *p.* 37. Potion Apéritive, *p.* 61. Potion Apéritive avec l'Oxymel, *p.* 61. Poudre Diurétique, *p.* 73. Pilules de Savon, *p.* 90. Pilules Scillitiques, *p.* 90. Pilules de Thérébenthine, *p.* 92. Pilules Toniques de *Bacher*, *p.* 98. Lavement contre la Colique Nephrétique, *p.* 105.

Echauffans.

Cette dénomination est trop vague pour pouvoir fixer une classe d'indication. Elle convient à une infinité de remèdes dont les vertus médicinales sont fort différentes, & les circonstances peuvent aussi infiniment varier cet effet. En général, ils doivent être pris dans les classes des Acres, des Amers, des Aromatiques, des Spiritueux, des Irritans, des Stimulans, &c.

Emétiques, ou *Vomitifs.*

C'est le nom que l'on donne aux remèdes qui stimulent l'estomach, de façon à se contracter, pour expulser par le vomissement ce qui est contenu dans sa cavité. Leur action se porte aussi sur les intestins, & quelquefois ils deviennent purgatifs. De plus, après avoir agi comme vomitifs, ils agissent comme incisifs, stimulans & diaphorétiques, ce qui explique la différente action de ces médicamens,

& leurs différens effets rélativement à la dose à laquelle on les prescrit. En général les vomitifs sont un des plus puissans secours que la médecine puisse employer dans les maladies qui ont pour cause la saburre des premières voies, ou quand il faut ranimer le systême vasculaire & nerveux.

Eau Minérale, ou Emétique, *p.* 42. Vomitif d'Ypécacuanha, 42. Potion vomitive, *p.* 42. Eau de Casse Emétisée, *p.* 45. Poudre de *Bryone*, *p.* 71. Potion Cordiale Emétique, *p.* 138.

Emménagogues, Aristolochiques.

L'évacuation menstruelle & les lochies sont des excrétions si importantes, que leur défaut produit le plus grand nombre des maladies du sexe. Pour rappeller ces excrétions, il faut distinguer la cause qui les supprime ou qui les suspend, & comme cette cause peut tenir à des dispositions très-différentes, il y a des moyens de bien des espèces pour les rétablir. La saignée du pied, les antispasmodiques, les bains, les délayans, les évacuans, l'exercice peuvent être indiqués dans cette vue; mais on donne proprement le nom d'Emménagogues à ceux qui portent aux régles en échauffant, en fortifiant les solides & en raréfiant le sang.

Eau de boule de Mars, *p.* 14. Infusion de

Fébrifuges.

On entend par-là les remèdes spécifiques pour la guérison des Fièvres intermittentes. Tous les autres remèdes, comme Emétiques, Purgatifs, Apéritifs indiqués dans le traitement de ces maladies & qui les guérissent souvent, ne sont point compris dans la classe des Fébrifuges. Sous cet aspect, il n'y a que le Quinquina de vrai fébrifuge. Cependant son usage exige des précautions qu'il faut connoître avant de l'employer, c'est-à-dire que l'on doit faire précéder, plus ou moins de temps, les remèdes généraux altérans & évacuans avant d'employer le Quinquina. Souvent il est utile d'unir le Quinquina à d'autres remèdes. Il est important d'observer aussi qu'il y a des Fièvres intermittentes qui exigent l'usage prompt du Quinquina & à grande dofe. Telles font les Fièvres intermittentes comateufes, fyncopales, convulfives, &c., que l'on appelle auffi Fièvres intermittentes malignes ou pernicieufes. Il y a encore des Fièvres intermittentes topiques ou locales ; c'eft-à-dire des douleurs fixes qui prennent par accès réglés, principalement à la tête, comme les Fièvres intermittentes, & que l'on guérit auffi par le Quinquina.

Fondans.

Nous avons dit précédamment que l'épaiffiffement chronique de la lymphe indique des atténuans particuliers que l'on appelle fondans. Le vice fcrophuleux, le vice dartreux & l'engorgement fimple des glandes lymphatiques, ou par d'autres caufes, offrent cette indication. Il eft fouvent utile de leurs joindre des purgatifs ou des diurétiques qui leurs donnent plus d'action, en follicitant quelque excrétion.

Incisifs.

Il semble que ce nom soit propre aux atténuans des glaires, soit dans les premières voies, soit dans les voies urinaires. Cependant on les confond souvent avec les fondans.

Incrassans.

La trop grande ténuité ou la dissolution des humeurs, leur acrimonie indique en général des incraſſans & des inſpiſſans qui ſe prennent dans la claſſe des alimens & des médicamens farineux, mucilagineux, adouciſſans, &c. ſi c'eſt une diſſolution putride gangréneuſe, elle indique les antiſeptiques.

Irritans.

C'eſt encore ici une dénomination trop vague pour pouvoir la fixer à une claſſe de remèdes. On juge bien qu'un très-grand nombre s'y réuniſſent. D'ailleurs l'effet irritant d'un remède tient ſouvent autant à la diſpoſition du ſujet & à la nature de la maladie qu'à celle du remède. Nous rappellerons cependant les irritans externes ſous le nom de Véſicatoires.

Laxatifs, voyez *Purgatifs.*

Lithontriptiques.

C'eſt ainſi que l'on nomme les remèdes que l'on croit propres à diſſoudre la Pierre des Reins & de la Veſſie. Ils attaquent la ſubſtance muqueuſe qui en réuniſſant les molécules terreuſes, forment la baſe du calcul. On accorde cette qualité à la décoction de feuilles d'Uva Urſi, *p.* 16, à l'Eau de Chaux, *p.* 14, aux Pilules de Savon, *p.* 90. On annonce que le mêlange d'Ether Vitriolique & de l'Eſprit de Thérébenthine diſſout les concrétions biliaires.

Minoratifs, voyez *Purgatifs*.

Nervins.

Il ſemble que l'on doive comprendre dans cette claſſe tous les remèdes propres aux maladies des nerfs ; mais on la reſtreint à ceux qui fortifient & qui rendent de l'action au fluide vital & au ſyſtême nerveux. Il faut qu'ils contiennent des principes volatils que l'on croit analogues à ce fluide, ou qu'ils ſtimulent les nerfs par un principe qui ranime leur organiſme. Ils ſont analogues aux cordiaux, aux roborans, aux toniques, aux ſtimulans ; mais leur action eſt plus prompte que celle des Toniques, & plus durable que celle des ſtimulans. On peut compter dans cette claſſe les Aromatiques & les ſpiritueux.

Ptarmiques ou *Sternutatoires.*

Purgatifs.

Dénomination attribuée aux remèdes qui évacuent par les ſelles les matières contenues dans l'eſtomach & dans les inteſtins. Leur action s'étend ſans doute plus loin, & paſſant dans les ſecondes voies, ils ont des effets atténuans, incifiſs, diurétiques &c. ; ils peuvent même attirer, par l'irritation qu'ils produiſent ſur les inteſtins, les humeurs fixées dans d'autres parties. L'indication de purger eſt une de celles qui ſe préſentent le plus ſouvent dans le traitement des maladies aigues & chroniques; en conſéquence il a fallu en varier les formules, pour les approprier aux circonſtances rélatives aux tempéramens, aux âges, à l'état & à la nature des maladies.

On diſtingue trois claſſes principales des Purgatiſs, les Purgatifs doux ou Laxatiſs, les Purgatifs moyens, & les Purgatifs forts ou Draſtiques. Les mochliques ſont les purgatifs les plus violens. Les anciens penſoient que quelques uns évacuoient plutôt une humeur qu'une autre, en conſéquence ils ont diſtingué les Hydragogues ou Phlegmagogues qui purgent la ſéroſité, les Cholagogues & les Mélanagogues qui purgent la bile, & les Panchymagogues qui purgent toutes les humeurs. Ces Purgatifs forts ont auſſi quelquefois l'effet Emétique; & en général l'action des Purgatifs dépend autant de la diſpoſition du ſujet, de ſa conſtitution, de la nature de la maladie que de la force du remède. Il eſt des conſtiſtutions & des maladies ou les purgatifs les plus doux irritent, & d'autres ſoutiennent ſans inconvénient les purgatifs les plus forts. Ceux-ci pris à petites doſes purgent quelquefois ſans irriter. Souvent on eſt obligé d'unir les purgatifs aux apéritifs, aux diurétiques, aux incisifs, &c., & ainsi combinés, ils aident leur effet. En conséquence, dans la liste des apéritifs, on á fait entrer plusieurs remèdes aussi purgatifs.

Purgatifs doux, Laxatifs, Minoratifs, Eccoprotiques.

Purgatifs moyens.

Purgatifs forts.

Rafraîchissans.

Leur action est opposée à celle des échauffans, ils diminuent le mouvement du sang & le phlogistique qui s'y développe. On doit les prendre dans les classes des aqueux, des délayans, des tempérans, des adoucissans, & même quelquefois dans celle des évacuans du sang & des humeurs qui sont la source de la chaleur augmentée.

Relâchans.

Cette indication ne porte que sur les solides, & tend à diminuer la tension de la fibre, ou le rapprochement des élémens qui la composent. On doit les prendre dans les aqueux, les délayans, les adoucissans, les tempérans & même certains antispamodiques peuvent aussi devenir relâchans.

Résolutifs.

Ils sont propres à remédier à l'épaississement du sang; mais on distingue plusieurs sortes dépaississement. L'épaississement inflammatoire, l'épaississement par coagulation ou extravasation, & l'épaississement cachectique. La premiere indique la saignée, les délayans & les relâchans. On croit les vulnéraires incisifs, & principalement les feuilles & les fleurs d'Arnica propres à remédier au second, & les remèdes du troisième genre sont les différens anticachectiques.

Roborans.

C'est le nom général des remèdes qui rendent de la force aux fibres relâchées & affoiblies. Leur action consiste à rapprocher les élémens de la fibre & à augmenter leur force de cohésion. Sous cet aspect, les vrais roborans sont les martiaux, les amers, le froid, quelquefois les évacuans & les incisifs. Les astringens sont aussi une classe de roborans. On distingue les roborans de l'estomach sous le nom de Stomachiques, & les roborans des nerfs sous le nom de Nervins.

Sédatifs, voyez *Calmans*.

Sialagogues.

Les Sialagogues sollicitent l'excrétion de la salive. On sait que le Mercure a principalement cette vertu ; rarement on l'emploie dans cette vue. Il peut guérir les maladies dont il est l'antidote, sans exciter la salivation ; mais quand on veut la provoquer, on fait mâcher des drogues âcres, qui, en dégorgeant les glandes salivaires, forment quelquefois un émonctoire utile dans différentes maladies de la tête.

Spécifiques.

On entend par-là des remèdes que l'expérience a fait reconnoître les plus propres à guérir certaines maladies. Le Mercure est le spécifique du virus vénérien. Le Quinquina est le spécifique de certaines maladies périodiques & de la Gangrêne. L'Alkali volatil est le spécifique de la morsure de la Vipère. Quoiqu'on ait fort étendu le nombre de ces remèdes, il y en a peu de bien sûrs ; & tous ceux qui passent pour tels, demandent encore une méthode raisonnée dans leur usage. Quelques remèdes agissent aussi spécifiquement sur une partie, comme les cantharides sur les voies urinaires.

Sternutatoires, Errhins, Ptarmiques.

Ce sont des remèdes âcres & irritans qui, appliqués sur la membrane pituitaire ; sollicitent une excrétion de morve ou de pituite , & l'éternuement dont la secousse est quelquefois avantageuse.

Stimulans.

C'est plutôt une qualité propre à certains remèdes qu'une vertu médicale, ou comme dit M. *Ferrein*, les stimulans forment plutôt un genre de remèdes qu'une classe. Tous ceux qu'agissent en irritant la fibre vivante & lui rendent son action organique, quand elle pêche par défaut, sont des stimulans. Ils se confondent avec les irritans, les toniques & les cordiaux, & sont indiqués dans la paralysie & l'atonie, avec diminution de sensibilité.

Stomachiques.

Tous les remèdes qui rétablissent la digestion des alimens sont des Stomachiques, & comme bien des causes peuvent vicier cette fonction, la classe des Stomachiques, vue en général, comprend une grande quantité de remèdes, Les Emétiques, les Purgatifs, les Apéritifs, les Antispasmodiques, les Absorbans, &c, peuvent être Stomachiques. Cependant on restreint cette classe aux Roborans & aux Toniques qui rétablissent le ton de cet organe, ou qui rendent aux sucs de l'estomach l'énergie nécessaire pour la digestion. On peut rappeller à cette classe tous les roborans & de plus les suivans :

Sudorifiques, voyez *Diaphorétiques*.

Tempérans.

Ce sont les remèdes qui calment la trop grande agitation du sang, & diminuent la chaleur contre nature qui en est la suite; par-là ils deviennent rafraîchissans. On sent que leur action doit porter aussi sur les solides, dont ils modérent le mouvement, la tension & l'orgasme. Ainsi la saignée, les relâchans, les délayans, les adoucissans sont tempérans; mais c'est sur-tout dans les acides que l'on reconnoît cette vertu.

pérante, *p.* 143. Emulsion simple, *p.* 64. Lavement simple, *p.* 99. Lavement Rafraîchissant, *p.* 99.

Toniques.

Pour que chaque organe vive & exécute la fonction qui lui est propre, il faut qu'il ait un certain dégré de tension qu'on appelle le ton. Soit que ce soit une force inhérente à la fibre vivante, soit que cette force dépende de l'influx du fluide nerveux, on appelle toniques les remèdes qui rétablissent cette force vive au dégré nécessaire pour la santé. On juge par-là que si le ton péchoit par excès, les relâchans seroient toniques ; mais on ne comprend sous cette dénomination que les remèdes qui rétablissent le ton affoibli ou diminué. Les roborans, les cordiaux, les nervins, les stimulans semblent se confondre dans cette classe ; cependant les toniques doivent avoir une action plus prompte que les roborans, & plus durable que les cordiaux.

Vermifuges, *Anthelmintiques* ou *Contre Vers.*

Les Vers sont la cause & se compliquent avec tant de maladies, ils produisent quelque fois de si grands ravages, que les remèdes propres à les détruire & à les expulser, sont d'une grande importance dans la pratique. Mais il faut avouer que leur action est variable & inconstante. En général on sait que les préparations antimoniales & mercurielles, les purgatifs, les amers, les stomachiques, les huileux sont les meilleurs moyens de détruire les vers, les expulser & avec eux les matières putrides qui les entretiennent.

Véficatoires, Epispastiques.

Quoique ces remèdes soient externes, ils sont un des plus puissans moyens à employer dans le traitement des maladies internes. Leur action est fondée sur la force organique vivante, par laquelle les humeurs vagues sont portées là, où il y a irritation, soit dans le systême vasculaire, cellulaire ou nerveux. C'est ce qu'opèrent les Vesicatoires & les Epispastiques, qui par-là sont dérivatifs ou attractifs à l'extérieur, & par conséquent révulsifs rélativement aux organes intérieurs. La suppuration qui suit leur application, augmente & soutient cette dérivation. L'effet des Vésicatoires & des Sinapismes ne se borne pas-là. Leurs principes âcres & volatils résorbés agissent sur les organes intérieurs & les stimulent, effet souvent nuisible des cantharides, même appliquées extérieurement. C'est pour parer à ces inconvéniens qu'on employe des plantes âcres, comme l'écorce de Garou pour former des exutoires. On applique dans la même vue des caustiques & le feu actuel; ce dernier moyen, trop abandonné, produit une résolution bien efficace dans quelques maladies chroniques.

Vulnéraires.

C'est sans doute par analogie avec les médicamens externes destinés à mondifier, déterger les ulcères que l'on a formé une classe de remèdes internes destinés aux mêmes vues. Quoi qu'il ne soit pas bien sûr qu'ils ayent la même action intérieurement, on les croit propres à résoudre le sang extravasé, à mondifier, déterger les ulcères, en atténuant, divisant les humeurs purulentes & visqueuses qui y font stase.

Infusion Vulnéraire, *p.* 11. Infusion de feuilles de Pervenche, *p.* 16. Potion Vulnéraire & Balsamique, *p.* 66. Pilules de Thérébenthine, *p.* 92. Pilules Balsamiques, *p.* 97. Lavement Balsamique, *p.* 107.

FIN.

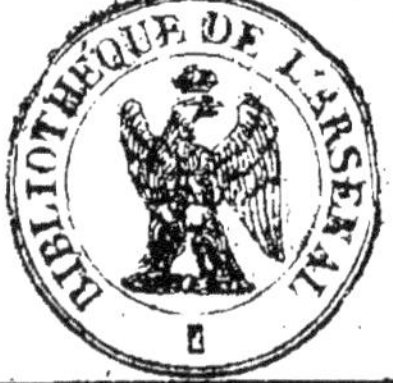

APPROBATION ET PRIVILEGE.

Extrait des Registres de l'Académie Royale des Sciences, Arts & Belles-Lettres de Nancy.

En conséquence du rapport des Commissaires nommés par l'Académie, pour examiner l'ouvrage de M. *Jadelot*, intitulé : *Pharmacopée des Pauvres*, &c. La Compagnie a agréé qu'il fit imprimer le même Ouvrage sous son privilége.

En foi de quoi, je lui ai délivré le présent Extrait, à Nancy le 26 Mars 1785. DE SIVRY, Secrétaire perpétuel.

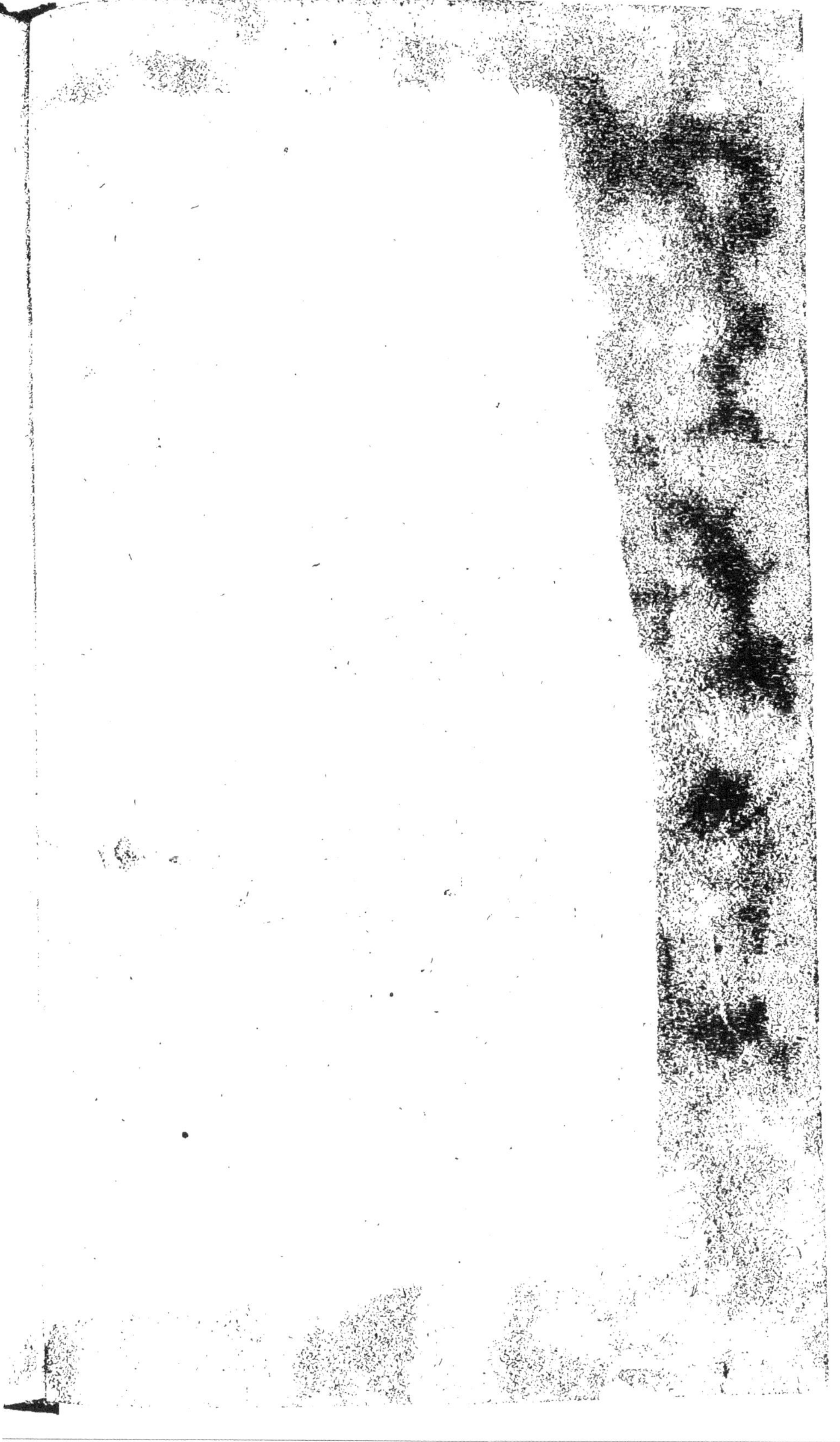

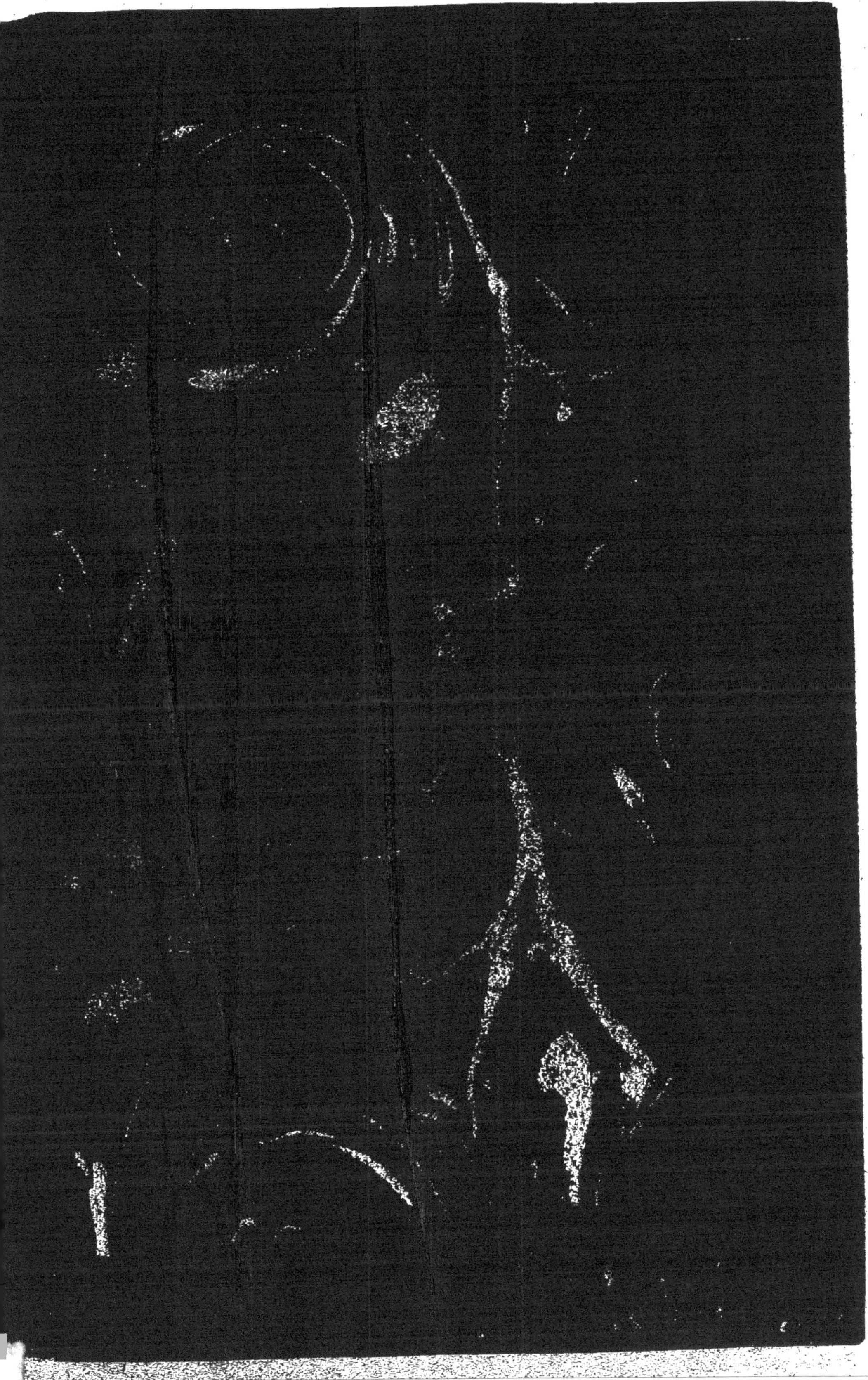

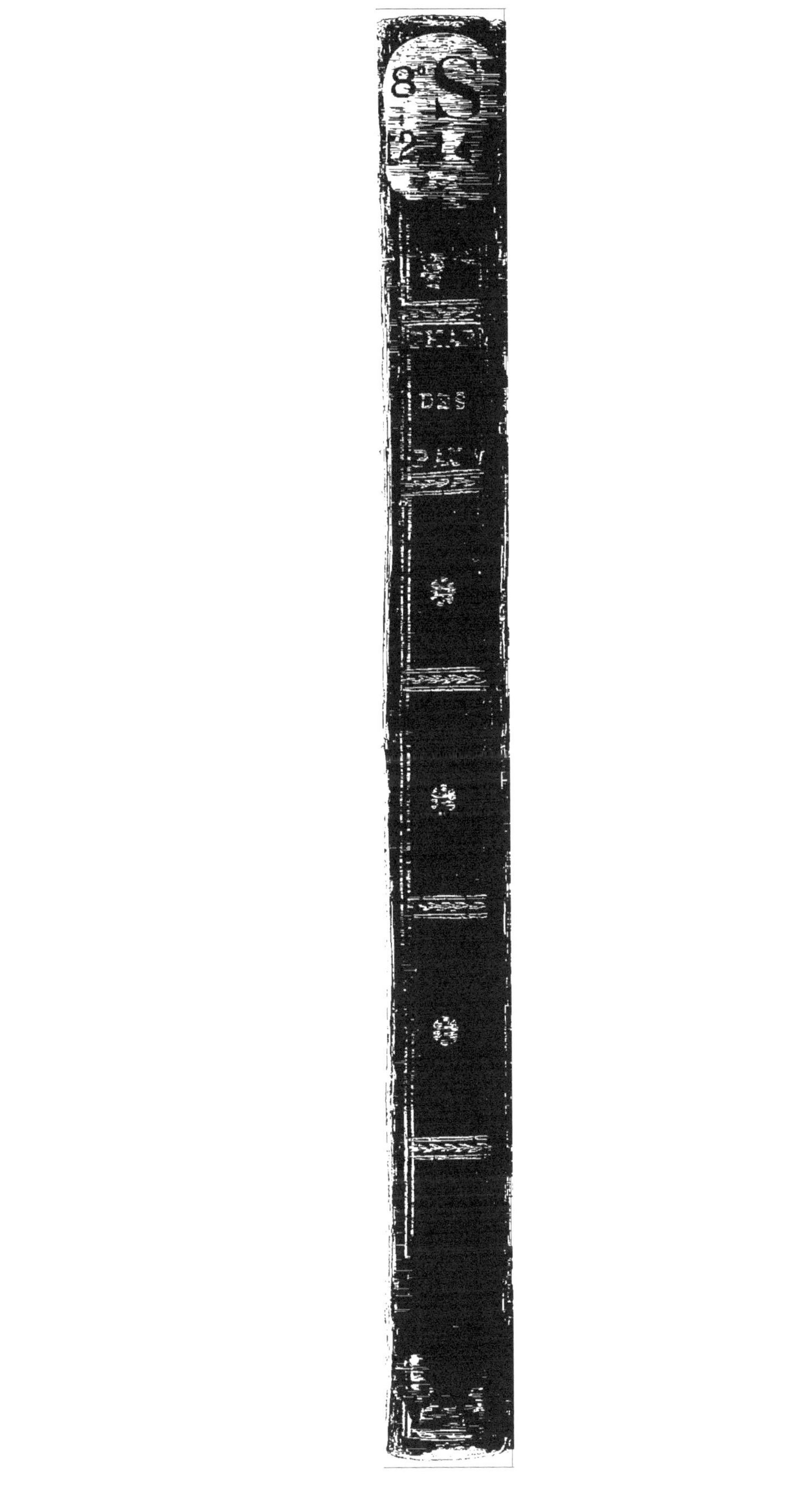

www.ingramcontent.com/pod-product-compliance
Ingram Content Group UK Ltd.
Pitfield, Milton Keynes, MK11 3LW, UK
UKHW020453200726
13857UKWH00002B/691